Horst Kraemer/Astrid Wichmann *Schleudertrauma*

Horst Kraemer/Astrid Wichmann

Schleudertrauma

Lösungswege für eine schwer fassbare Unfallfolge

orell füssli Verlag AG

Umschlaggestaltung: Andreas Zollinger, Zürich
Druck: fgb • freiburger graphische betriebe, Freiburg i. Brsg.
Printed in Germany

ISBN 3-280-05208-4
ISBN 978-3-280-05208-2

Bibliografische Information der Deutschen Bibliothek:
Die Deutsche Bibliothek verzeichnet diese Publikation in der Deutschen Nationalbibliografie; detaillierte bibliografische Daten sind im Internet über http://dnb.ddb.de abrufbar.

Inhalt

Einleitung

«Ich wurde mitten aus dem Leben geschleudert. Von einem Moment auf den nächsten war nichts mehr, wie es war. Plötzlich fühlte ich mich 80 Jahre alt.»

Diese eindrücklichen Worte sind typisch für betroffene Menschen nach einem gewalttätigen Ereignis. Monoton und unbeteiligt, ohne jede Gesichtsregung, werden sie von Rita S. vorgetragen. Sie sitzt steif und unbeweglich im Besuchersessel und ihr Blick geht starr geradeaus. Im gleichen eintönigen Singsang erzählt sie ihre Geschichte. Vor sieben Jahren hatte sie Pech. An einem Zebrastreifen, wo sich Fußgänger gerade anschicken, die Seite zu wechseln, hält sie mit ihrem Auto an – Sekunden später kracht es. Der nachfolgende Fahrer knallt ungebremst mit Tempo 35 in sie hinein. Erleichterung bei der Schadensfeststellung: nur Blechschaden.

Denkste. Schon zwei Tage danach merkt sie, dass etwas nicht mehr so ist wie vorher. Kopfschmerzen, Nackenschmerzen, Schlafprobleme und Übelkeit, die sich nicht bessern wollen. Sie geht zum Arzt, der erste Besuch einer acht Jahre dauernden Odyssee zwischen Hilfsangeboten, Schmerzen und Überlebenskampf. Diagnose: Schleudertrauma.

Als wir Rita S. im Rahmen unseres Projekts Brainjoin kennen lernten, hatte sie alle Hilfsangebote der Schul- und Komplementärmedizin hoffnungsvoll angenommen und erfolglos ausprobiert. Die Schilderung ihres Leidenswegs erschreckt und erstaunt uns. Man kann es nicht anders als eine Quälerei nennen, ein permanentes Suchen nach einem Zustand, der sich aushalten lässt – ohne je organmedizinisch einen einwandfreien Nachweis erhalten zu haben.

Schleudertrauma ist für viele Menschen zum Schreckgespenst einer Diagnose geworden, die keinen Ausweg mehr kennt. Schon die Zahl der Schleudertraumaopfer, die akzeptiert worden sind, ist zumindest in der Schweiz sehr groß, diejenige der nicht akzeptierten Opfer dürfte noch weit größer sein. Diesen Menschen, die leider nur zu oft mit schwerwiegenden Legitimationsproblemen zu kämpfen haben und um Anerkennung und Beachtung ihrer Beeinträchtigung ringen, wollen wir eine Stimme geben und wir wollen aufzeigen, mit welch widrigen Umständen sie sich täglich herumschlagen müssen. Weiter sollen unsere Erfahrungen und Erkenntnisse darüber, weshalb es bei den einen zu Chronifizierungen kommt und bei andern nicht, einer breiteren Öffentlichkeit weitergegeben werden. Und nicht zuletzt würde es uns freuen, wenn Menschen, die erst vor kurzem von einem Unfall betroffen wurden, oder jene, bei denen das schon länger her ist und die sich vielleicht schon aufgegeben haben, den Mut fassen, den Ausweg aus der Schleudertraumafalle, den wir anzubieten haben, auf sich zu nehmen.

Wenn schließlich der eine oder andere Angehörige eines Opfers, wenn sich auch medizinisches Personal, Versicherungsmitarbeiter, Richter und Gutachter um ein ganzheitliches Verständnis des Schleudertraumas bemühen und dem betroffenen Menschen statt Unbehagen und Misstrauen wohlwollende Unterstützung entgegenbringen, sind wir mit unserem Buch ein schönes Stück weitergekommen.

Ziel – Unfallfolgen reduzieren

Langsam setzt sich in der öffentlichen Wahrnehmung die Erkenntnis durch, dass bei allen belastenden Ereignissen im Gehirn neurobiologische Vorgänge eine Rolle spielen. Wir wissen, dass dieser neurobiologische Stress in einer nicht unerheblichen Anzahl von Fällen zu Wahrnehmungsfragmentierungen führt, die gespeichert bleiben und zu einem so genannten Memory-Effekt mit fatalen Folgen führen können. Diese Auswirkungen werden zwar sicht- und spürbar, jedoch in keine Behandlung einbezogen, weil die Stressfragmentierung nicht erkannt wird.

So halten wir es für ein sinnvolles Ziel, die mögliche Stressfragmentierung in Rahmen einer Sekundärprophylaxe regelmäßig zu bedenken. Wir prüfen dann bei jedem Menschen, der in einen Unfall verwickelt war, ob das Ereignis eine Neurostressfragmentierung bewirkt hat, und wir sind in der Lage, mit einer Defragmentierung die Bildung von langwierigen und schmerzhaften Symptomen zu verhindern oder sie allenfalls aufzulösen. Diese Überprüfung ist von geschultem Personal durch Beobachtung und Befragung in kurzer Zeit möglich. Wird die Stressfragmentierung erkannt und aufgelöst, können eine ganze Reihe von Phänomenen entzaubert werden. Ehen und Familien werden nicht belastet, Arbeitsplätze nicht gefährdet und last but not least wird ein riesiger Kostenberg vermieden, der uns alle betrifft, den Verunglückten genauso wie die Versicherungen, Krankenkassen, Arbeitgeber und letztlich die gesamte Volkswirtschaft.

1. Was ist Schleudertrauma?

Auf den ersten Blick erscheint es ganz eindeutig: Bei einem Auffahrunfall etwa ist der Körper Kräften ausgesetzt, die ihn zunächst nach vorne in den Gurt schleudern, der Kopf hingegen wird aufgrund der beweglichen Wirbelsäule nach hinten an die Kopfstütze geschlagen. In der Folge hat die verunglückte Person Schmerzen.

Es ist naheliegend, dass die ungewollten Bewegungen mechanisch Gelenke, Bänder, Muskeln oder Nerven in Mitleidenschaft gezogen haben und der Körper dies als Verletzung bestimmter Regionen zum Beispiel im Nacken- Schulter- und Kopfbereich sowie Schmerzen in Gesicht und Kiefergelenk signalisiert. Auch Ohrgeräusche, Schwindel, Lähmungserscheinungen und Muskelverkrampfungen erklärt man sich als Folge einer HWS-Distorsion (Halswirbelsäulen-Stauchung). Bei einem Teil der Betroffenen regenerieren sich die überlasteten oder verletzten Strukturen spontan beziehungsweise selbsttätig, die Beschwerden reduzieren sich parallel zur Regeneration. Hans Schmidt geht in seiner Schrift «Schleudertrauma neuester Stand» (Zürich 2004) davon aus, dass 50 Prozent der Verunglückten das Ereignis innerhalb von Tagen oder Wochen bewältigt haben, ohne weitere Beschwerden zu zeigen.

Bei der anderen Hälfte der Betroffenen ist der Verlauf hingegen weniger günstig. Die Regeneration ist erschwert, die Heilung stark verzögert oder gar nicht möglich. Schmerzen, Schlafprobleme, Beeinträchtigung der Leistungsfähigkeit und weitere Störungen, die später aufgelistet sind (Seite xx), machen den Alltag nur noch schwer bewältigbar und führen nicht selten zur Berufsunfähigkeit.

Die glückliche und die weniger glückliche Hälfte der betroffenen Menschen haben eines gemeinsam: die «Diagnose» Schleudertrauma.

Schleudertrauma ist nur ein Hilfsbegriff

Die Begriffe Schleudertrauma, Peitschenschlagverletzung oder Whiplash sind keine medizinischen Diagnosen, sondern unglückliche Hilfsbegriffe, die verschiedene, nicht obligat zusammen vorkommende medizinische Symptome mit einem (vermuteten) physikalischen Verletzungsmechanismus vermengen (Dvorak et al., Zürich 1994).

Weder im medizinischen noch im juristischen Sprachgebrauch gibt es eine einheitliche Verwendung des Begriffes «Schleudertrauma». Die einen verstehen darunter den physikalischen Verletzungsmechanismus, die anderen die nachträglichen körperlichen Veränderungen und wiederum andere – so wie wir – das Gesamtbild der Beeinträchtigung. Letztere tragen dem Umstand Rechnung, dass bei einem Unfall nicht nur körperliche Verletzungen, sondern auch neurobiologische Reaktionen auf diese unerwartete Verletzung der persönlichen Grenze, des eigenen Sicherheitsgefühls – verbunden mit den zunächst als Traumatisierung zu bezeichnenden Folgen – erfolgen. In diesem

Sinne nutzen wir den Begriff in Ermangelung einer eindeutigeren und gleichzeitig allgemein verständlichen Alternative.

Jene Menschen, die den Weg zurück in die Normalität nicht von alleine finden, können ihr Lebensgefühl eindeutig als qualitativ unterschiedlich vor und nach dem Unfall beschreiben, als zwei völlig unterschiedliche Welten, selbst dann, wenn die Schwierigkeiten und Probleme erst mit einer zeitlichen Verzögerung eingesetzt haben. Sie leiden nach einem Unfall an einem Zustand, den wir «Neurostressfragmentierung» nennen wollen. Diese erzeugt eine ganze Reihe von Beschwerden, die uns Betroffene geschildert haben, die wir in unserer Arbeit als Symptome erkennen und die wir hier ohne inhaltliche Bewertung ihrer Bedeutung auflisten:

- Nacken-, Schulter- und Kopfschmerzen
- Schmerzen in Gesicht und Kiefergelenk
- Ohrgeräusche, Tinnitus
- Schwindel, Übelkeit
- Kein Gefühl für die Stellung der Halswirbelsäule
- Bewegungseinschränkungen der Halswirbelsäule
- Lähmungserscheinungen
- Muskelverkrampfungen, Hartspann
- Diffuse Schmerzen
- Reduktion der Beweglichkeit und des Vitalitätsgefühls
- Übererregungssymptome (Angst, Panik, Reizbarkeit, Zittern, Herzrasen, Schweissausbrüche)
- Emotionale Instabilität, Gereiztheit
- Agierend und oder apathisch
- Antriebsarmut
- Depressive Stimmung

- Veränderte Wahrnehmung wie Überempfindlichkeit der Sinneseindrücke oder Abgetrenntsein von Sinneseindrücken, den Kopf wie zum Beispiel in Watte fühlen
- Einschränkungen der freien Atmung
- Funktionsstörungen der Augen
- Schluckstörungen, Schilddrüsenbeschwerden
- Störungen der Stimme
- Konzentrationsstörungen
- Merkfähigkeitsstörungen sowohl visuell als auch verbal
- Einbussen im Arbeitstempo
- Verminderte Belastbarkeit, chronische Erschöpfung
- Kreisen der Gedanken um einzelne Ereignisse
- Bildliche unkontrollierbare Rückblenden (Flashbacks)
- Albträume
- Rückzug und Meidung von bestimmten Situationen oder Belastungen
- Kompensationsversuche mit Alkohol, Medikation, Drogen
- Zunehmende Schwierigkeiten im sozialen Umgang

Es liegt auf der Hand, dass die Schwierigkeiten, mit denen die Betroffenen kämpfen, sich gegenseitig verstärken und in eine dramatische Abwärtsspirale führen können. Die Belastbarkeit ist reduziert, während die Anforderungen zunehmen. Diese Schere geht immer weiter auseinander.

Das Problem ist gravierend und betrifft eine ganze Reihe von Menschen und Menschengruppen: die betroffene Person, die große Anzahl aller auf diese Weise Geschädigten, ihre Angehörigen, die Arbeitgeber, deren Mitarbeiter ausfallen, die soziale Gemeinschaft, die die Kosten zu tragen hat.

Für uns ist es keine Frage: Wir müssen weitere Forschungsarbeit leisten, wenn wir begreifen wollen, warum Menschen, die in einen verhältnismässig harmlosen Unfall verwickelt waren, keinen zufrieden stellenden Heilungsprozess erleben oder vordergründig wiederhergestellt sind und dennoch weiterleiden. Sie empfinden – manchmal entgegen medizinischen Diagnosen – unerklärliche, starke und intensiv anhaltende Schmerzen und zusätzliche Beschwerden, die zu massiven Einschränkungen im gewohnten Alltag führen. Während die Fachwelt rätselt, sich nach dem Prinzip Versuch und Irrtum vorwärtstastet und diese Methode und jenes Mittel versucht, laufen die Betroffenen von Arzt zu Arzt und von Therapeut zu Therapeut. Vielfach bleiben als vermeintliche und unbefriedigende Lösung Dauertherapien, mit dem Ergebnis, dass nur gerade der Status quo erhalten bleibt. Die Festsetzung einer Rente und die lebenslange Einnahme hochpotenter Schmerzmittel mit all den damit verbundenen Risiken und Nebenwirkungen ist ein häufiges Schicksal.

Vorweg die These, die wir im nächsten Kapitel erläutern und die wir mit einer zurzeit laufenden Studie beweisen möchten:

«Schleudertrauma» ist häufig die Diagnose und damit der Versuch einer Erklärung für anhaltende Schmerzen und Beschwerden. Oft gibt es erhebliche Beschwerden, aber keine plausiblen somatischen Kriterien für eine Diagnose und somit keine Erklärungen.

Die Ursache für die Beeinträchtigungen ist eine Neurostressfragmentierung mit ihren verschiedenen Folgeerscheinungen, die zeitgleich mit einer enormen körperlichen Belastung einherging. Diese Neurostressfragmentierung wurde in anderen

Betrachtungszusammenhängen als Psychotraumatisierung beschrieben.

Kaum ein medizinisches Phänomen hat in neuerer Zeit – von der breiten Öffentlichkeit beinahe unbemerkt – in medizinischen und fachlichen Kreisen der Gesellschaft derart unterschiedliche und kontroverse Diskussionen ausgelöst. Dabei haben sich zwei extreme Positionen herausgebildet, die sich in unterschiedlichster Abschwächung und teilweise verzerrt in unserer Gesellschaft immer wieder finden lassen.

- Position 1: Schleudertrauma gibt es nicht, es ist eine Schutzbehauptung von Drückebergern, die sich ein bequemes Leben auf Kosten von Versicherungen ergaunern wollen.
- Position 2: Schleudertrauma ist eine durch mechanische Krafteinwirkung verursachte und in vielen Fällen unheilbare Weichteilverletzung, die ein lebenslanges Leiden mit massiven Qualitätseinbussen zur Folge hat.

Irrtum «Diagnose Schleudertrauma» und die Folgen

Unter dem unqualifizierten Sammelbegriff «Schleudertrauma» werden Diagnosen und verschiedene Sichtweisen zusammengefasst, die meist nur einen kleinen Teil des Phänomens repräsentieren. Natürlich gibt es Versicherungsbetrug, bei Schleudertraumata nicht weniger, aber auch nicht mehr als bei anderen Betrugsdelikten.

Nur weil die enormen Einschränkungen der Lebensqualität durch körperliche Blockierungen und Schmerzen nach den gängigen Erklärungsansätzen nicht plausibel erscheinen, heißt das noch lange nicht, dass der betroffene Mensch diese Beeinträchtigungen nicht hat. Wir haben mittlerweile Hunderte von glaubhaften Berichten von Menschen, zu deren Schmerzen eine medizinische Erklärung fehlt und deren Leid und die Einschränkung der Lebensqualität trotzdem offensichtlich sind. Der meist sehr schnell geäußerte Betrugsverdacht drückt einerseits die Hilflosigkeit der Gesellschaft und der einzelnen beteiligten Personen aus, andererseits aber auch eine Besonderheit unserer abendländischen Kultur, nämlich die tief verwurzelte Überzeugung, dass nur das allgemein sinnlich Wahrnehmbare Realitätscharakter habe.

Nur was wir begreifen und anfassen, was wir auf Bildern betrachten oder messen können, ist wahr. Wenn etwas ist, was wir nicht begreifen, nicht erklären können, dann kann dies nicht sein.

In der Konsequenz diskriminiert dieses Denken unzählige Menschen.

Bedenken wir folgende Parallele: Jeder, der einen Versicherungsschaden anmeldet, zum Beispiel nach dem Diebstahl einer Videokamera, kann genauso als möglicher Betrüger taxiert werden wie jemand, der an einem Schleudertrauma leidet. Allerdings gibt es einen entscheidenden Unterschied: Wenn Sie einen Diebstahl melden, sind Sie im Vollbesitz Ihrer Kräfte, ein traumatisierter Mensch nach einem Unfall ist dies nicht. Ihm fehlt oft die Kraft, sich zu wehren, er ist seinem Schicksal hilflos ausgeliefert.

Die Vertreter der zweiten Position sind zumeist Pragmatiker und/oder Wissenschafter. Sie beschränken sich auf das, was man bei einem Unfall sehen und, wenn möglich mit Maschinen, messen kann.

Der Fokus wird dabei auf das Zentrum der Belastung gerichtet, zum Beispiel bei Nackenschmerzen auf die Schulterpartie mit den entsprechenden Muskeln, Knochen und Gelenken, bei Sehstörungen auf die Augen und die entsprechenden Nerven und so weiter. Es wird die Kraft gemessen, die beim Aufprall auf die Körperpartie eingewirkt hat und dann entschieden: Dies kann oder darf Schmerzen verursachen, weil die entsprechenden statistischen Grenzwerte erreicht oder überschritten wurden, oder hier kann und darf es keine Schmerzen geben, weil die gemessenen Kräfte den nötigen Schwellenwert nicht erreicht haben.

Dem betroffenen Menschen helfen solche angeblichen Objektivitäten wenig, im Gegenteil, seine Legitimationsprobleme bei chronischen Leiden werden nur umso größer. Diese mechanistische Betrachtungsweise beherrscht leider die herkömmlichen Diskussionen, wobei glatt übersehen beziehungsweise gar nicht thematisiert wird, dass gerade der Körper bei einem Unfall nicht losgelöst von seiner biochemischen Reaktion betrachtet werden kann, dass man bei einer ganzheitlichen Betrachtung – bei der man die neurobiologischen Reaktionen, die körperlichen Beschädigungen, die individuellen Stressreaktionen und die subjektive Erlebensweise berücksichtigt – zu ganz anderen Ergebnissen gelangen kann.

Wir erheben den Anspruch, mit diesem Buch Erfahrungen und erste Forschungsergebnisse vorlegen zu können, die einen wirklichen Weg aus einer Sackgasse ermöglichen, einer Sackgasse, in der bisher viele erkannte und unerkannte Betroffene, ihr soziales Umfeld und die kostentragenden Stellen festsitzen.

Der schwierige Weg einer betroffenen Person

Folgendes Beispiel soll dazu dienen, nachvollziehbar zu machen, welch schwierigen Weg Betroffene vor sich haben können, wenn niemand in ihrer Umgebung die Initiative zu ergreifen vermag und keiner die adäquate Richtung für die Lösungssuche anregt, wie jahrelanges Leiden und der Verlust von Entwicklungsmöglichkeiten zu beklagen sind, ehe eine angemessene Unterstützung einsetzt – wie im Fall von Frau Rita S.

Beispiel Rita S.

Rita S. ist eine 24-jährige attraktive Frau. Nach dem Schulabschluss hat sie eine Lehre als Schneiderin absolviert und sich kurz nach dem Lehrabschluss auf dem zweiten Bildungsweg zur Lehrerin weitergebildet. Sie besteht die Prüfung, findet sofort eine gute Stelle und fühlt sich sehr wohl. Ihre Fächer: Kunst, Werken und Handarbeit. Sie hat ihren Traum verwirklicht, unterrichtet begeistert und kommt bei den Kindern gut an. Sie lebt in einer tollen Wohnung, die sie nach ihrem Geschmack eingerichtet hat, verliebt sich neu und schwebt auf einer rosa Wolke.

Wie stellt sie sich ihr Leben vor? Arbeiten, sich mit Freunden treffen, tanzen gehen, reisen und die Welt sehen, den Partner verwöhnen und selbst verwöhnt werden, und dann – so in drei, vier Jahren – heiraten und Kinder haben, mindestens zwei, ein Einfamilienhaus vielleicht ... Sie ist zielstrebig und ehrgeizig, weiß, was sie will, sie ist beliebt und wird geliebt. Nichts kann ihrem Glück im Wege stehen. Oder doch?

Als wir Rita S. kennen lernen, ist sie 32 Jahre alt, immer noch attraktiv. Der erste Eindruck, den sie uns vermittelt: apathisch, versteinert, steife und ungelenke Bewegungen, monotone Stimme. Sie wirkt gequält und sitzt reglos im Sessel, während sie ihre Geschichte erzählt. Was ist geschehen? Wir blenden zurück:

Rita ist auf dem Heimweg von der Schule. Sie will noch bei ihren Eltern vorbeifahren, dort ist sie zum Essen eingeladen. Sie schlängelt sich in Zürich durch den gewohnten Verkehr. An einem Zebrastreifen treten drei Männer – ohne sich umzusehen und ziemlich spontan – auf die Straße. Rita muss heftig bremsen, kann das Auto aber noch gut zum Stehen bringen.

Neugierig sieht sie sich die Menschen auf dem Zebrastreifen an, denn es nutzen noch andere Personengruppen die Gelegenheit, die Strasse zu überqueren. Da – ein kurzes Quietschen, ein Knall! Rita wird in den Sicherheitsgurt nach vorne geschleudert und in einer Bewegung wird sie wieder nach hinten in den Sitz gedrückt, der Kopf knallt gegen die Kopfstütze. Benommen schaut Rita in den Rückspiegel und sieht ein weißes Fahrzeug, das in sie gekracht ist. Wie betäubt sitzt sie da und es dauert eine Weile, bis sie aus dem Auto steigt. Eine gewisse Routine erfasst sie, die zitternden Knie werden schnell verdrängt, muss doch ein Schadensprotokoll ausgefüllt werden. Der Blechschaden sieht nicht nach viel aus, also wird es ohne Polizei geregelt.

Rita spürt sich selbst nicht, sie funktioniert super: Die Autos werden an den Straßenrand gefahren, die Schuld steht außer Frage, auch sind genügend Zeugen vorhanden, sodass nach einer halben Stunde die Fahrt zu ihren Eltern fortgesetzt werden kann. Denen erzählt sie das Geschehene und vereinbart – praktisch denkend, wie sie ist – mit der Werkstatt, dass sie sogleich vorbeikommen könne.

Der Automechaniker schaut sich den Wagen an und er ist der

erste Mensch, der sie fragt, ob ihr der Unfall denn nichts gemacht habe. Der Aufprall müsse ziemlich heftig gewesen sein, so wie der Rahmen des Fahrzeugs verzogen sei. Rita verneint die Frage noch und macht sich anschließend mit einem Leihwagen auf den Nachhauseweg. Zu Hause merkt sie zum ersten Mal, dass ihr schwindlig ist im Kopf und sie verspürt auch eine gewisse Übelkeit. Beidem schenkt sie wenig Beachtung.

Als sie abends im Bett liegt, kommen Kopfschmerzen hinzu, und sie realisiert, dass sich etwas völlig verändert hat.

Tags darauf spürt sie neue Schmerzen in Nacken und Schultern und auf eine unsagbare Weise ist alles anders geworden. Sie merkt, dass sie ihre Handlungen langsamer ausführt und beschließt, statt zur Schule zu ihrem Arzt zu gehen. Von dem hört sie das erste Mal die Diagnose Schleudertrauma. Der Arzt verschreibt Physiotherapie und gibt ihr Medikamente gegen die Schmerzen. Die Physiotherapie lindert im Moment der Anwendung ihre Schmerzen, doch gleich danach werden sie noch schlimmer. Die Medikamente wirken nicht, sie wird nur schläfrig und empfindet ein dumpfes Gefühl im Kopf.

Nach zwei Wochen, in denen sich ihr Zustand laufend verschlechtert hat, geht sie erneut zum Arzt. Dieser meint jetzt, eigentlich gebe es ja gar kein Schleudertrauma, sie solle sich nicht so anstellen und am besten gleich wieder arbeiten gehen, da komme sie automatisch auf andere Gedanken. Natürlich stachelt das Ritas Ehrgeiz an und sie begibt sich in ihre Klasse. Dort hält sie den Lärm und das Geschrei der Kinder, die ihr vor dem Unfall so viel Freude bereitet haben, kaum aus. Dem Tempo der Eindrücke kann sie kaum folgen. Die Kopfschmerzen steigern sich ins Unerträgliche, Verzweiflung macht sich breit.

Sie hat noch die Aussage des Arztes im Ohr, dass sie sich zusammenreißen solle. «Bin ich nicht normal, dass ich so heftig reagiere, dass mein Körper ausser Kontrolle ist?», fragt sich Rita zum ersten Mal, und es ist eine Frage, die ihr die nächsten Jahre immer wieder Kopfzerbrechen bereitet.

Beim dritten Besuch bei ihrem Arzt nimmt sie allen Mut zusammen und fragt, ob er sie nicht einem Spezialisten überweisen könne. Und so beginnt für Rita eine lange Reise von Arzt zu Arzt, von Experte zu Experte. Erste Station ist ein Orthopäde, der ihr das Vertrauen zurückgibt, dass sie wirklich etwas hat. Er kann ihr verständlich machen, dass das so genannte Schleudertrauma nicht etwas Eingebildetes ist. Seine Behandlung mit Spritzen und Medikamenten zeigte jedoch kaum Wirkung.

Eine neurologische Abklärung ergibt, dass alle Funktionen der Nerven normal arbeiten und eigentlich keine Schmerzen vorhanden sein sollten. Mittlerweile ist die Beweglichkeit der Schulter komplett eingeschränkt. Ritas Rücken ist steif wie ein Brett, die Schultergelenke kann sie nur minimal bewegen und sie ist nicht in der Lage, ihren Kopf schmerzfrei von rechts nach links zu drehen. Ihre Konzentrationsfähigkeit hat stark nachgelassen. Sie ist jetzt so vergesslich, dass sie sich angewöhnt, einfachste Dinge zu notieren, damit sie sich noch daran erinnert. Doch in vielen Situationen nützt ihr das nichts, denn ein Merkzettel, den man nicht mehr findet, ist nutzlos.

Geräusche aller Art sind der absolute Horror, Licht ist manchmal kaum auszuhalten. Mit dem Zug in die Stadt fahren: unmöglich. Sich mit Freunden treffen: unmöglich. Sonne genießen: unmöglich. Ins Kino gehen: unmöglich. Im Restaurant ein gutes Essen genießen: unmöglich.

Schließlich erfolgt ein mehrwöchiger Aufenthalt in einer Rehabilitationsklinik, der Rita nur folgende Einsichten vermittelt: Dass es wohl nicht besser werden wird, sie sich mit ihrem Zustand abzufinden hat und es noch andere Menschen mit dem gleichen Leiden gibt.

Doch Rita gibt nicht auf. Das ist nicht ihre Art, mit Problemen umzugehen. Zwar wird die Beziehung zu ihrem Freund immer schwieriger, doch ihre Grundhaltung ist nach wie vor gedämpft optimistisch. Sie nutzt die Empfehlung einer Bekannten und lernt einen Arzt kennen, der ihr ein freundlicher Begleiter wird. Dieser schon etwas ältere Chirurg beschäftigte sich sehr lange und intensiv mit dem Thema Schleudertrauma und hilft Rita, den Mut nicht zu verlieren. Sie beginnt alle Möglichkeiten der Komplementärmedizin zu nutzen: Craniosakraltherapie, Biofeedback, Bioenergie, Akupunktur. Rita lernt wunderbare Menschen und Therapeuten kennen, die langsam und schleichend Ersatz für das schwindende soziale Netz werden. Doch an ihren starken Schmerzen und körperlichen Blockaden ergibt sich keine Veränderung. Drei weitere Jahre vergehen, bis der medizinische Endzustand von allen Fachleuten bestätigt wird und Rita einsieht, dass ihr nicht wirklich zu helfen ist.

Wir wollen es nicht unterlassen zu erwähnen, dass Rita die ganze Zeit über in einem Teilpensum zwischen 20 und 50 Prozent gearbeitet hat. Nach der Arbeit war meist nur noch eines angesagt: ausruhen, keine Reize ertragen müssen, oft nur noch im Bett liegen. Die Menschen aus dem Freundeskreis haben sich nach und nach alle verabschiedet, die Freundinnen haben geheiratet und ihre ersten Kinder bekommen. Die Beziehung zu ihrem Freund ist von ihr nach drei Jahren beendet worden: Der ständige Stress, den Ansprüchen nicht zu genügen, die Unfähigkeit, eigene Bedürfnisse in die Partnerschaft einzubringen, und die fehlende Energie für gemeinsame Freizeitgestaltung haben die Beziehung ruiniert. Rita hat wohl gespürt, dass ihr Partner sich scheute, sie zu verlassen, weil er ein schlechtes Gewissen hätte, wenn er eine kranke Frau verlassen würde.

In diesem Zustand wurde Rita im Alter von 27 Jahren eine 60-Prozent-Rente zugesprochen. Und Rita quälte sich jeden Tag zur Arbeit. Bei den Kolleginnen und Kollegen im Schulhaus, die sie noch aus der Zeit vor dem Unfall kannte, hielt sie es nicht lange aus. Zu oft wurde sie mit jener Rita, die sie vor dem Unfall war, verglichen, sodass sie den Ansprüchen, die an sie gestellt wurden, niemals gerecht werden konnte, was beide Seiten ständig enttäuschte. Folgerichtig suchte sie sich eine andere Stelle, um einen Neubeginn zu wagen.

Dort war sie einfach die Rita, die sie jetzt war, und es gelang ihr, sich zu behaupten. Sie schaffte es tatsächlich, dass sie ohne Vorurteile eine gute Position bei den Kindern und Kollegen erlangte. Doch die Arbeit war nach wie vor eine Qual, und das 40-Prozent-Pensum verlangte alles von ihr ab.

Nach weiteren vier Jahren hielt sie es nicht mehr aus. Resigniert war sie zur Einsicht gelangt, dass sie in diesem Beruf keine Zukunft habe, und war bereit, ihn aufzugeben. Sie nahm mit dem Rentenversicherer Kontakt auf, um über eine berufliche Veränderung und eine eventuelle Umschulung zu reden. Die zuständige Sachbearbeiterin hatte kurz vorher vom Projekt Brainjoin gehört und sie vermittelte nun Rita an uns.

Und wie geht es Rita nach eineinhalb Jahren? Sie tanzt wieder, besonders gerne Salsa, geht wieder unter Leute, ihre Schulter- und Nackenblockaden sind komplett aufgelöst. Sie hat die ersten schmerzfreien Tage innerhalb der mittlerweile 8½ Jahre Leidenszeit erfahren dürfen, auch wenn die Schmerzen manchmal zurückkommen und sie wieder beeinträchtigen. Die Reizüberflutungen führen nicht mehr zu großen Ausfällen, sie kann wieder Bücher lesen und ins Kino gehen.

Sie hat die anspruchsvolle Aufnahmeprüfung zum Psychologiestudium bestanden und studiert jetzt mit Vollzeiteinsatz. Sie hat wieder feste Pläne und glaubt an die Zukunft. Auch wenn bis zur völligen Wiederherstellung noch ein unbestimmter Weg vor ihr liegt, gestaltet sie ihre Zukunft wieder vollumfänglich selbst und hat klare Ziele. Es ist wie vor dem Ereignis, auch wenn die Ziele heute andere sind als damals.

Vorwurf des Simulantentums

Wir haben schon festgestellt, dass es in der Diskussion um das so genannte Schleudertrauma zwei extreme Standpunkte gibt. Doch abgesehen davon gibt es querbeet durch die Gesellschaft in allen Schichten Menschen, die den Opfern eines Schleudertraumas eine ganze Palette von Vorwürfen unterstellen, wobei wir uns nur auf jene Vorwürfe berufen, die uns in unserem Arbeitsalltag begegnet sind:

1. Das Leiden wird angezweifelt und es wird unterstellt, es sei in Qualität und Quantität übertrieben.
2. Die Person leide zwar, wolle aber wegen einer komplexen psychischen Konstellation innerlich gar nicht gesund werden.

3. Die Person simuliere, entweder um Mitleid zu erregen oder einen besseren sozialen Status zu erhalten oder vor Leistungsanforderungen verschont zu bleiben.
4. Die Person tue nur so, als ob es ihr schlecht gehe, sie verstelle sich, um einen Vorteil für sich herauszuholen. Dieser Vorteil sei meistens materiell orientiert, zum Beispiel eine möglichst hohe Schadensabfindung einer Versicherung zu ergattern.
5. Die Person habe eine Begehrungsneurose, ein unbewusster Vorgang, der einen materiellen Vorteil aus einem Schaden suche und daran festhalte.

Diese Vorwürfe werden zum Teil ausgesprochen, zum Teil angedeutet, manchmal stehen sie einfach nur im Raum und werden nonverbal, durch Haltungen oder Aktionen kundgetan und transportiert.

Beispiel Monika Z.

Monika Z. arbeitet als Laborantin in einem kleinen Forschungslabor. Sie hat ein gutes Einvernehmen mit ihrem Chef, wird als aktive, belastbare und immer gut gelaunte Mitarbeiterin sehr geschätzt. Eines Tages erleidet sie einen Verkehrsunfall, der ihr Leben drastisch verändert. Sie kann sich nach vier Wochen immer noch nicht richtig konzentrieren, hat ständige Kopfschmerzen, fühlt in der linken Gesichtshälfte nur ein Kribbeln, sieht mit den Augen immer schwarze Flecken.

Sie wird zu 80 Prozent krankgeschrieben, an zwei halben Tagen die Woche quält sie sich ins Labor, sie möchte die gute Stelle auf keinen Fall verlieren und ihre Symptome möglichst bald loswerden.

Nach einem halben Jahr – sie kam gerade zu uns – macht der Chef ihr einen Vorschlag. Wie es wäre, wenn sie ab sofort wieder zu 100 Prozent arbeiten käme und ausprobierte, wie es wäre, so zu tun, als ob sie gesund sei. Er würde ihr erlauben, dass sie sich zwischendurch zum Ausruhen hinlegen könne.

Für Monika Z. brach eine Welt zusammen. Sie musste mit den Tränen kämpfen. Sie verstand das Angebot des Chefs so, dass dieser glaubte, wenn sie sich nur zusammenreißen würde, würde sie schon können. Doch genau das versuchte sie ja erfolglos Tag für Tag.

Wenn Versicherungen zu Schadensabwehrmaßnahmen greifen, wird der Betrugsverdacht explizit ausgesprochen und möglicherweise mit Konsequenzen belegt. Wie in diesem Fall wird den betroffenen Personen oft der Boden unter den Füßen weggezogen, und ihnen werden auf diese Weise neue, oftmals weit schlimmere Traumatisierungen zugefügt.

Eine nicht unübliche Maßnahme beispielsweise ist die detektivische Überwachung. Stellen Sie sich vor, es würde Ihnen anlässlich einer Sitzung mit einer Versicherung, die Ihren Lebensunterhalt garantieren muss, weil sonst nichts mehr da ist, eine Videoaufnahme vorgeführt, mit Ihnen selbst als Hauptdarsteller. Und dann teilt man Ihnen mit: «Wenn Sie in dieses Konzert gehen können, können Sie auch arbeiten!» oder: «Sehen Sie hier, Sie öffnen mit der angeblich kaputten Hand den Kühlschrank, dann können Sie damit auch den Computer bedienen», und fügt hinzu, dass Sie ab sofort keine Versicherungsleistungen mehr erhielten. Was hier geschieht, ist eine zusätzliche Traumatisierung, die sich zur ersten summiert und kumuliert.

1. Die persönliche Grenze wird verletzt, es findet ein Eindringen in die Privatsphäre statt. Dieses Aufheben der inneren Grenze durch eine nicht kontrollier- und steuerbare Macht wirkt nachhaltig als Aufheben des Grundsicherheitsempfindens – und dies auf dem Boden einer schon vorangegangenen Traumatisierung.*
2. Die Existenzgrundlage wird willkürlich nicht nur in Frage gestellt, sondern auch entzogen. Dies ist oft ein längerer Prozess. Das eben geschilderte Beispiel ist wirklich passiert. Der Betroffene musste eineinhalb Jahre kämpfen, bis er Recht bekam und die Leistungen wieder aufgenommen wurden.

Auch bei Monika Z. brach die wirtschaftliche und soziale Basis schließlich weg. Der Gang auf das Sozialamt war unumgänglich, Monikas Lebenspartner hatte sie verlassen. Es folgte die Scheidung und die Trennung von den Kindern: Sie stand vor dem Nichts.

Hilflosigkeit der Fachwelt

Trotz intensiver Bemühungen haben sich noch keine brauchbaren Behandlungskonzepte für die betroffenen Menschen durchgesetzt. Wenn Schleudertraumata chronifizieren, kommt es einer lebenslangen Stigmatisierung gleich. Die Kosten, die dadurch generiert werden, sind unglaublich hoch. Das ist mit ein Grund, warum Versicherungskonzerne, die je nach Rechtspre-

* Vgl. Horst Kraemer: Das Trauma der Gewalt, München 2003, Seite 95–113.

chung den größten Teil der Kosten zu tragen haben, damit begonnen haben, sich um die betroffenen Menschen zu kümmern, und durch Case-Managment-Methoden versuchen, einen wirtschaftlichen Totalausfall zu verhindern.

In einigen Ausnahmefällen ist es tatsächlich gelungen, die Arbeitsfähigkeit eines Betroffenen zu erhalten und sein soziales Netz zu stärken. Doch für den überwiegenden Teil dieser Menschen bleibt sozusagen alles beim Alten, sie haben sich in ihrem unerträglichen Leid eingerichtet und sich damit abgefunden, dass sich ihr Leben gewandelt hat und es nur noch um ein Überleben unter extremen Bedingungen geht.

Und die Medizin?

Die Medizin sucht mit Hilfe der Biomechanik (welche Kraft wirkt wie auf welchen Körperteil?) sozusagen auf einer organischen Ebene nach Erklärungsmodellen.

Mit welchem Ergebnis?

Je nach Statistik gibt es danach zwischen 75 und 90 Prozent Spontanheilungen, das heißt, die Symptome gehen so weit zurück, dass der betroffene Mensch sich daran gewöhnt und ein mehr oder weniger normales Leben führen kann. Bei den restlichen Fällen bleibt ein kranker Mensch zurück, dem aus medizinischer Sicht nicht mehr geholfen werden kann. Wenn man weiß, wie viele dieser Statistiken schöngeredet werden, um die eigene Bilanz ein wenig aufzupolieren, kann man sich vorstellen, dass sich hinter diesen Spontanheilungen noch viele chronifizierte Fälle finden, die einfach resigniert haben und schweigen. Die Mediziner verbuchen sie als Erfolg, weil sie von ihren Patienten schlicht und einfach nichts mehr hören.

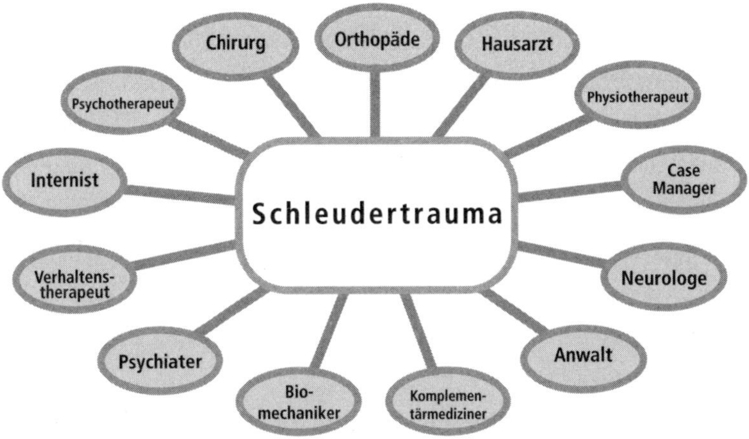

Abbildung 1: Interdisziplinäre Herausforderung Schleudertrauma

Jede Fachrichtung versucht das Phänomen mit ihren ureigensten Methoden und Theorien zu erklären, wobei sich ganze Heerscharen von Neurologen, Chirurgen, Schmerzmedizinern, Rheumatologen, Orthopäden, Chiropraktikern, Physiotherapeuten, Neuropsychologen, Psychotherapeuten und jede Menge Experten komplementärmedizinischer Therapierichtungen wie zum Beispiel der Craniosacraltherapie um die Vermehrung des Wissens kümmern.

Der Fokus der Mediziner – sowohl der Schul- als auch der Komplementärmediziner – richtet sich auf die Veränderungen an den Körperteilen durch die physische Belastung, die der Körper bei einem Unfall erfahren hat. Die Symptome werden also in Beziehung zur körperlichen Belastungssituation gebracht. Es wird von einer Weichteilverletzung, von verschobenen Wirbeln und Gelenken, von überlasteten Sehnen und Muskeln, sogar von Knochenabnutzungen und vielem mehr gesprochen.

Und in vielen Fällen – die Statistiker streiten sich dabei, ob es zehn Prozent, zwanzig Prozent oder mehr sind – wird der Zustand chronisch. Das heißt, eine wirkungsvolle Behandlung erscheint nicht möglich. Durch die Behandlungen wird zwar auf die Körperstrukturen eingewirkt, diese reagieren auf die Behandlung jedoch gar nicht, oder nur für kurze Zeit. Die Muskeln werden zwar immer wieder gelockert, doch sie verhärten sich regelmäßig erneut; Gelenke werden gerade gerückt, doch kehren sie immer wieder in die Fehlstellung zurück. Schmerzen werden mit stärksten Mitteln, teilweise mit direkten Kanülen zu den schmerzleitenden Nerven, betäubt, doch sie kehren immer aufs Neue zurück.

2. Wie bewältigen betroffene Menschen das Phänomen?

Betroffene und ihre Bewältigungsstrategien

Wir haben zum Zeitpunkt der Entstehung dieses Buches insgesamt 120 Menschen mit Schleudertrauma gesehen und kennen gelernt. Dabei stellten wir fest, dass Menschen aus allen gesellschaftlichen Schichten, aus unterschiedlichsten Berufsgruppen und Alterskassen und – wie das bei Verkehrsunfällen nicht anders zu erwarten ist – vom Kleinwagen- bis zum Rolls-Royce-Fahrer alle Schattierungen und Spielarten vertreten sind.

Schaut man sich die Vorgeschichten der Betroffenen an, so ist interessant, dass es einige gibt, die vor ihrem Unfall kerngesund waren und andere ähnliche Ereignisse offenbar spielerisch weggesteckt hatten. Es gibt aber auch jene, die schon vor dem Ereignis kränkelten. Es lässt sich scheinbar keine Gesetzmäßigkeit finden, warum ein so einschneidendes, gewalttätiges Ereignis den einen besonders schwer trifft und den anderen in einem ähnlichen Vorkommnis ohne bleibende Folgen in die Wirklichkeit entlässt. Es ist eine Frage, die die Experten aus Medizin und Juristerei ebenso beschäftigt wie die betroffenen Menschen selbst.

«Wieso hat ein solcher Unfall eine derartige Wirkung auf mich? Ich hätte nie gedacht, dass ich nach einem so unbedeutenden Unfall ein so großes, scheinbar unbehebbares Problem bekommen könnte. Ich war es gewohnt, alle Probleme durch Anstrengung und Leistung in den Griff zu bekommen. Und hier musste ich nach drei Jahren einsehen, dass das nicht nur nicht geht, sondern dass es nur schlimmer und schlimmer wird», sagt Hans A. nach zehn Jahren Leidensgeschichte im Zustand eines unaufgelösten Schleudertraumas und nach der Aufgabe seiner Tätigkeit als erfolgreicher Wirtschaftsführer.

Memory-Effekt des Schreckens

Um dies verstehen zu können, ist es wichtig, sich mit den entsprechenden neurobiologischen Prozessen auseinanderzusetzen.* Wir betonen noch einmal, dass das zeitgleiche Zusammentreffen einer körperlichen Belastung und einer subjektiven, nicht steuerbaren Stressreaktion im Gehirn des betroffenen Menschen einen Memory-Effekt verankert. Dieser Speichereffekt ist durch nichts beeinflussbar und kann jeden Menschen in jeder Situation treffen.

Voraussetzung ist, dass Folgendes geschieht: Eine bedrohlich wirkende Situation wird subjektiv als nicht bewältigbar erlebt. Das Notstressprogramm des Körpers wird «eingeschaltet»: Alle Funktionen stehen in großer Alarmbereitschaft und werden mit einem Höchstmaß von Energie versorgt, erzeugt von den Hormonen Adrenalin und Cortisol. Entscheidend ist nun, dass diese Energie nicht in Kraft und Aktion umgesetzt werden kann, einerseits weil die Zeit dazu gar nicht ausreicht, andererseits weil wir im Auto angeschnallt sind, der Airbag uns um die Ohren

* Horst Kraemer: Traumabewältigung, Zürich 2004.

knallt, die Kontrolle über das Auto möglicherweise völlig verloren geht und wir der ungeheuren Kraft der Maschinen ausgeliefert sind. Oder wir sind beim Skifahren und vielleicht versagen die Beine ihren Dienst und wir rutschen auf den Skiern einfach aus und schlagen mit dem Hinterkopf auf das Eis auf.

Es gibt unzählige Situationen, wo sich banale Fehltritte oder Unachtsamkeiten zu einer Katastrophe verketten können. Wenn nun dieser Moment subjektiv empfundener höchster Bedrohung zeitgleich mit einer extremen körperlichen Belastung, einem Verbiegen von Gelenken etwa, einer starken Dehnung von Muskeln, Gelenken, Sehnen und so weiter einhergeht, wird dieser Moment im Gehirn gespeichert, während zugleich ein Maximum an Hormonen ausgeschüttet wird. Von jetzt an ist das Gehirn darauf programmiert, dass der Mensch sich nach wie vor in der bedrohlichen Situation befindet und die Knochen, Gelenke, Druckstellen und so weiter noch genauso deformiert sind, wie sie es im Augenblick des Unfalls waren. So kommt es, dass die Körperteile vom Gehirn die Signale gesendet bekommen, sie (die Körperteile) befänden sich noch in einem deformierten Zustand, auch wenn die Gefahrensituation längst vorbei und die körperlichen Verletzungen mehr oder weniger ausgeheilt sind.

Das hat zur Konsequenz, dass die Muskeln sich verspannen und sich Fehlstellungen auch nach einer mechanischen Manipulation wieder einstellen: Der Körper geht wieder in den Zustand während des Unfalls zurück.

Wie stark dieser Vorgang vom subjektiven Erleben des bedrohlichen Ereignisses abhängt, soll das folgende Beispiel demonstrieren:

Herr und Frau E. sind nachts auf einer Landstraße mit ihrem PKW, einem roten VW Passat, mit ungefähr Tempo 75 unterwegs. Ein Fahrzeug kommt ihnen entgegen, das plötzlich die Fahrspur wechselt, und die Lichter kommen direkt auf sie zu. Herr E. reagiert blitzartig und kann dem Auto ausweichen, doch beim Versuch, wieder auf die richtige Spur zu kommen, beginnt sein eigener Wagen zu schlingern. Sie kommen von der Straße ab, rammen einen Leitpfahl, das Fahrzeug knallt in einen Graben und überschlägt sich.

Beide können das Fahrzeug scheinbar fast unbeschadet verlassen. Während seine Frau nach zwei Tagen nahezu beschwerdefrei war und sich nach einer Woche gesund und leistungsfähig fühlte, verschlimmerten sich bei ihm nach drei Tagen die Symptome.

Wieso das, wenn die beiden doch im gleichen Auto der gleichen mechanischen Kraft ausgesetzt waren?

Ein Gespräch brachte uns Klarheit: Während Herr E. relativ schnell seine körperliche Ohnmacht am Steuer wahrnahm und die kommenden Gefahren Leitpfahl und Graben vor Augen hatte, keine Handlungsmöglichkeit mehr sah, aber in einem hohen Energiestau verharrte, fühlte sich Frau E. relativ sicher. Das Vertrauen in die Fahrkünste ihres Mannes war grenzenlos, und sie war der festen Überzeugung, dass er die Situation in den Griff bekommen würde. Sie hatte sich subjektiv in keinem Moment wirklich in ihrer körperlichen Integrität gefährdet gefühlt.

Von einem Schleudertrauma betroffene Menschen sehen sich also einer Reihe von Schwierigkeiten gegenüber, die sie mit ihren gewohnten Kompetenzen und Ressourcen bewältigen wollen.

Nur: Der gewohnte Zugriff auf ihr Können klappt nicht wie gewohnt, die meisten fühlen sich so anders.

Ein Hauptproblem ist das Schlafverhalten, das meist gestört ist. Die einen können nicht einschlafen, andere können immer schlafen, beide Extreme kommen vor. Starke, unerklärliche Schmerzen kommen dazu, die das Denken und die Fähigkeit, kreativ zu sein, reduzieren oder verhindern. Und dann die große Mühe, sich zu konzentrieren und sich etwas zu merken. Zu einer emotionalen Unausgeglichenheit gesellt sich die Vergesslichkeit, was eine Kettenreaktion im Zusammenhang mit Sozialkontakten mit sich zieht. Sie werden von anderen Menschen als unausgeglichen wahrgenommen, verwickeln sich viel öfter in Streitereien als vor dem Unfall oder flüchten sich in eine Über-Anpassung, die eine Interessenvertretung in eigener Sache erschwert oder verunmöglicht.

Bei aller Unterschiedlichkeit der Betroffenen gibt es eines durchgängig zu beobachten: Sie verstehen sich selbst nicht mehr.

Im Verlaufe unserer Arbeit haben wir dabei zwei unterschiedliche individuelle Bewältigungsstrategien beobachtet, die angewandt werden – je nachdem, ob ein Mensch seine Probleme eher außen- und leistungsorientiert anpackt oder sich eher in sich zurückzieht.

- *Leistungsorientierten Menschen* fehlt es nach der Diagnose nicht an Motivation, ihr Leben schnellstmöglich und zielstrebig wieder in den Griff zu bekommen. Sie strengen sich an, versuchen trotz Schmerzen, ihrer Arbeit nachzukommen, besuchen fleißig die angebotenen Therapien. Zur Unterstützung werden recht schnell Medikamente geschluckt. Wenn dies alles nichts nützt, reagieren sie darauf mit noch mehr Anstrengung. Mit fatalen Folgen: Der Stress, der durch den Unfall erhalten geblieben ist und eigentlich abgebaut werden sollte, bekommt neue Nahrung. Zwangsläufig manövriert man sich in eine Überforderungssituation.

- *Introvertierte Menschen* hingegen sind es gewohnt, ihre Probleme eher durch Rückzug zu lösen, und finden sich schneller mit ihrem Schicksal ab. Sie suchen Hilfe, zeigen wenig Eigeninitiative, haben eine hohe Autoritätsgläubigkeit und richten sich gerne nach den Helfern aus, denen sie es recht machen möchten. Wenn nach monatelangen therapeutischen Bemühungen kein Erfolg eintritt, bemächtigen sich große Selbstzweifel dieser Menschen, sie entwickeln ein Schuldbewusstsein, das sich als innere Haltung verfestigt. Nicht das Therapieangebot und die angebotenen Maßnahmen haben zu einem Misserfolg geführt, nein, sie selbst als Person haben die Angebote nicht richtig genutzt, weshalb kein Erfolg und kein Ausweg aus der Schleudertraumafalle möglich wurde.

Bei beiden Persönlichkeitstypen ist das Ergebnis letztlich identisch. Sie gelangen zur festen Überzeugung, dass man ihnen nicht helfen kann. Das Selbstwertgefühl schwindet, Kompetenzen und Ressourcen, mit denen sie vor dem Ereignis das Leben gemeistert hatten, sind nicht mehr abrufbar. Eine Grundfrustration stellt sich ein. Der Glaube an therapeutische oder sonstige Hilfsangebote schwindet rapide. Und wenn so genannte Fachkapazitäten schließlich ihr Urteil ausgesprochen haben – «Sie müssen sich mit der Einschränkung abfinden» –, verlieren sie auch den Glauben an eine Verbesserungsmöglichkeit.

Selbst unausgesprochene Botschaften, die hilflose Therapeuten aussenden, die selbst keine Hoffnung mehr auf Veränderung haben und doch weiterhin Termine anbieten müssen, erzielen ihre Wirkung. Die Ressourcen, die ein Betroffener gehabt hat, erscheinen ihm mit einem Mal unwirklich, irreal. Die Selbstzweifel steigen ins Unermessliche.

Legitimationsprobleme erschweren eine Heilung

Ärzte und Therapeuten kennen eine betroffene Person nur in Verbindung mit der Unfallwirkung. Wie selbstkompetent, kommunikativ und bewegungsorientiert der sie konsultierende Mensch vor dem Ereignis war, entzieht sich ihrer Kenntnis. Mit anderen Worten: Dem Behandelnden stellt sich immer die Frage, ob und wie weit die Einschränkungen unfallbedingt oder schon vorher da gewesen sind. Wie wehleidig kann ein Mensch sein? Wie viel Krankheitsberechtigung hat er? Diese oft unausgesprochenen Botschaften nimmt die betroffene Person natürlich wahr und sie verstärken vehement die schon vorhandenen Selbstzweifel.

Da oft keine organmedizinische Störung nachgewiesen werden kann, hängt es an subjektiven Kriterien des behandelnden Arztes, ob er der Person glauben schenkt oder ob seine Zweifel überwiegen.

Der verhängnisvolle Kreislauf eingeschränkter oder allgemeiner Legitimationsprobleme beginnt oft schon recht früh. Da ein betroffener Mensch einerseits merkt, dass seine Kraft zur

Lebensbewältigung und zum Erwerb des Lebensunterhaltes schwindet und die Aussicht auf Besserung immer geringer wird, und er andererseits um Anerkennung des Schadens im versicherungsrechtlichen Fall fürchten muss, entsteht in diesem Zusammenhang ein großer Stresszuwachs.

Zwingend nötig und lebenswichtig wäre aber in einer solchen Situation ein Stressabbau. Doch statt dass der Stresspegel sinkt, steigt er noch weiter an, was auf jeden Fall genesungsbehindernd ist und oft das Gegenteil dessen bewirkt, was gebraucht würde. Die Symptome intensivieren sich, die Hoffnung schwindet und der Stress steigt noch weiter.

Das Ergebnis ist leider allzu oft, dass ein betroffener Mensch von sich selbst glaubt, er sei nicht mehr normal, er ticke irgendwie falsch, weil er das Ereignis nicht verkrafte und trotz aller Hilfsangebote nicht aus diesem Zustand herausfinde. Lassen Sie uns diesen Weg einer Negativspirale zur Chronifizierung und zur endgültigen Stigmatisierung als Opfer genauer verfolgen.

Die Phasen der Chronifizierung oder Der Weg zum endgültigen Opfer

Statt unmittelbar nach einem Unfall die dringend benötigte Entspannung einzuleiten, wird die Spannung durch die nun einsetzenden Geschehnisse weiter verschärft, und für eine betroffene Person steigt der Stresspegel auf nie erlebte Werte. Wir haben folgende Regelmäßigkeiten des Ablaufes nach einem schleudertraumabildenden Ereignis beobachtet und teilen den Weg in acht Phasen ein.

1. Ereignis geschieht – erste Symptome werden festgestellt

Innerhalb der ersten zwei bis fünf Tage bemerkt ein betroffener Mensch, dass etwas an ihm deutlich anders ist, als er von sich gewohnt ist. Die schon beschriebenen Symptome werden bemerkt, und zusätzlich wird festgestellt, dass die gewohnten Kompensationstechniken nicht die erwartete Wirkung erzielen. Eine leichte Verunsicherung tritt ein. Oft wird in dieser Phase mit Medikamenten gearbeitet, die jedoch immer weniger eine Wirkung erzielen. Und doch geht er in dieser Phase fest davon aus, dass es sich um eine vorübergehende Episode handelt.

2. Erste Reaktionen der Umwelt – Rückzug oder Ignorierung

Nachdem die Erwartung einer schnellen Normalisierung des Zustandes nicht eingetroffen ist, realisiert der Betroffene die andersgearteten Reaktionen der Umwelt. Ob Ehepartner, Kinder, Arbeitgeber oder behandelnde Therapeuten: Die Reaktionen, die von ersten leisen Zweifeln, totalem Mitleid bis zu großem Erschrecken reichen – «Was, du hast ein Schleudertrauma? Das geht nie wieder weg» –, beeinflussen nicht nur das Selbstempfinden, sondern bewirken auch eine negative Erwartung an den weiteren Verlauf und an den Umgang mit der Misere.

Werden solche Äußerungen von einer Autoritätsperson gemacht, etwa einem Arzt, richtet sich die innere Erwartungshaltung auf ein negatives Erlebnis. Aber auch folgende Statements sind kontraproduktiv und alles andere als hilfreich: «Stellen Sie sich nicht so an, Schleudertrauma gibt es gar nicht», oder «Reißen Sie sich zusammen, je früher Sie wieder arbeiten, umso schneller sind Sie wieder gesund.» Solche Sätze sind wenig dienlich, wenn der Betroffene einfach nicht mehr kann, obwohl er oder sie sich gerade das Äußerste an Einsatz abverlangt hat.

Je nachdem, ob ein Mensch eher leistungsorientiert oder introvertiert ist, reagiert er in dieser Phase seiner Grundtendez entsprechend. Erstere versuchen das Dilemma zu leugnen und Letztere ziehen sich leidend zurück. Eine Person, die gewohnt war, ihre Probleme außenorientiert zu lösen, wird also so tun, als wäre alles in Ordnung, und sie wird mögliche Einschränkungen zu verheimlichen trachten und ihre Arbeit eher noch mit nach Hause nehmen, damit nicht auffällt, dass sie ihr Arbeitspensum nicht zu erfüllen imstande ist. Mit großem Aufwand und einer ungeheuren Selbstüberwindung wird versucht, den Alltag zu bewältigen.

Rainer R. ist Schreiner von Beruf und berichtete: «Jeden Morgen schleppte ich mich auf die Arbeit, schon nach nur zwei Stunden fühlte ich mich wie an einem Freitagabend nach einer richtig strengen Woche. Und dann diese Fehler. Obwohl ich als ein äußerst begabter Spezialitätenschreiner bekannt war, habe ich die einfachsten Dinge nicht mehr hingekriegt. Es ist fast ein Wunder, dass mir selbst damals nichts passiert ist und ich noch alle Finger habe.»

In dieser Phase wird deutlich, dass die Selbsteinschätzung nicht unbedingt etwas mit der eigenen Leistungsrealität zu tun hat. Hier werden oft auch die Grundsteine für längerfristige Probleme gelegt. Ute L. zum Beispiel versuchte krampfhaft, ihr Privatleben so aufrechtzuerhalten, wie es vor dem Unfall war. Nur: Ihre Beziehung war eigentlich gescheitert, ihr Partner hatte eine

Außenbeziehung, was sie gerade zwei Tage vor dem Unfall in Erfahrung brachte. Die Verleugnung ihrer eigenen misslichen Lage beinhaltete auch die Problemverleugnung auf Beziehungsebene. So kam es, dass Ute L. zwei Jahre lang bei ihrem Partner blieb, obwohl dies für sie und ihre Heilungserfordernisse alles andere als dienlich war.

Oder Helga R., Abteilungsleiterin eines großen Unternehmens, ging trotz großer Anstrengung weiterhin zur Arbeit. Dass sie immer eine Sonnenbrille trug (sie war nach dem Unfall extrem lichtempfindlich), war nicht so schlimm wie die Tatsache, dass sie sehr schnell ihre Abmachungen mit Mitarbeitern und Kunden wieder vergass. Es dauerte nur knapp drei Wochen und das Chaos war perfekt. Da sie versuchte, ihren Zustand geheim zu halten, konnte sie auf keinerlei Rücksichtnahme zählen, dafür erntete sie einen Sturm der Kritik und Entrüstung.

Menschen, die sich eher zurückziehen, werden still und leiden vor sich hin. Sie beanspruchen Hilfe und resignieren schneller, wenn diese nicht die gewünschte Wirkung erzielt. In dieser zweiten Phase beanspruchen sie eher die Hilfe aus ihrer Umgebung, was dieser wiederum leicht fällt, da Verhalten und ausgestrahltes Leid direkt mit dem Unfall in Zusammenhang gebracht werden. Bewusst oder unbewusst wird dem Opfer die Berechtigung in seinem Status als Opfer zugewiesen.

3. Erschrecken – Soziale Reaktionen bekommen eine Wirkung

Wenn sich Phase eins und zwei sechs Wochen hingezogen haben, verändert sich die soziale Reaktion auf den verunglückten

Menschen. Das Ereignis ist schon so lange her, dass zwar der manifeste, desolate Zustand wahrgenommen wird, die erwartete Verbesserung aber nicht eintrifft.

Die Geduld der Umwelt geht langsam zur Neige und die Reaktionen werden direkter und auch mal schonungslos. Ein offenes, wenig hilfreiches Bemitleiden weicht einem fordernden Unterton, ein Arbeitgeber wird ungeduldig. Sowohl der leistungsorientierte als auch der introvertierte Typ kriegen es langsam mit der Angst zu tun: Zum ersten Mal dämmert ihnen die Vermutung, dass es sein kann, dass sie nie mehr so werden wie vor dem Unfall. Diese Einsicht ist unabdingbar nötig, um einen entscheidenden Schritt zu machen und die Bewältigung der Situation anzupacken. Nur fehlt immer noch der Zugriff zu den gewohnten Ressourcen, und in dieser Phase ist es oft entscheidend, dass der verunglückte Mensch an den richtigen Berater, Arzt oder Therapeuten gerät.

4. Der Betroffene setzt alles in Bewegung – Therapietourismus setzt ein

Seit Wochen oder Monaten hat die betroffene Person nun schon Schmerzen, Schlafstörungen, vielleicht noch Schwindel, Tinnitus und einen ganzen Berg neuer Sorgen in der Familie und am Arbeitsplatz, weil sie nicht mehr so funktioniert wie früher.

Der behandelnde Arzt ist auf der Suche nach einer Medikation, die etwas erträglichere Nebenwirkungen hat, und es ist offensichtlich, dass er auch nicht mehr so recht weiterweiß. Die verordnete Physiotherapie hat zunächst Hoffnungen geweckt, weil der Therapeut viel Zuversicht vermittelt und nach der Behandlung eine Verbesserung spürbar ist. Leider hält die Linderung der Schmerzen nur einige Stunden an. Schon am selben Abend, bei dem Versuch, irgendwie Entspannung auf dem Kopfkissen zu finden, ist es wieder kaum auszuhalten. Alle Tipps und Spezialkopfkissen sind ohne nennenswerten Erfolg ausprobiert worden. Die Stellung, in der die Person früher am liebsten eingeschlafen ist, ist ohnehin nicht mehr möglich.

Die betroffene Person verwickelt den Arzt nun in Gespräche, will Vorschläge für weitere Behandlungsmöglichkeiten erfahren oder bringt selbst welche ein und möchte diese rezeptiert bekommen. Je nachdem, wie viele verschiedene Wege gemeinsam probiert worden sind, erfolgt der Wechsel zum nächsten Arzt früher oder später.

In individuell unterschiedlicher Reihenfolge werden Orthopäden, Rheumatologen und Schmerzspezialisten aufgesucht. Parallel dazu sind Physiotherapeuten im Einsatz. Heilpraktiker, Chiropraktiker, Manualtherapeuten, Craniosacraltherapeuten, Kinesiologen, Akupunkteure halten mit in diesem Konzert. Jeder dieser Helfer schreitet im Glauben an die eigenen Methoden und mit bestem Willen zur Behandlung und erleidet in der Regel Schiffbruch, und die sich einstellende Enttäuschung teilt er mit dem Patienten. Das engagierte Vorgehen und die entstehende gute Behandler-Patienten-Beziehung sind im besten Sinne angemessen. Und dennoch gehen die Schmerzen und Beschwerden nicht weg. Für den Betroffenen ist dies verheerend, da es am wohlmeinenden und guten Behandler kaum liegen kann. Folglich zieht er mit jedem Fehlversuch den Rückschluss, dass ihm wohl nicht zu helfen ist.

5. Hoffnung versus Hoffnungslosigkeit – Das langsame Aufgeben

Sechs Monate bis zwei Jahre nach dem Ereignis, nachdem die therapeutischen Interventionen bis dato keine Erfolge gezeitigt haben, schwindet die Hoffnung und die Zweifel wachsen. Die Tatsache, dass Woche für Woche zwar Verbesserungen erzielt werden, die aber regelmäßig von Verschlechterungen zunichte gemacht werden, machen die meisten Menschen mürbe.

Wenn auch Helfer aus ihren verfehlten Hoffnungen keinen Hehl mehr machen und ihre eigene Frustration immer schlechter verbergen können, wird dieser Prozess des Zerfalls beschleunigt. In dieser Phase verändert sich das Leben eines Opfers nachhaltig. Der tägliche Überlebenskampf wird zum Hauptthema, die Familie und das Umfeld richten sich auf einen Dauerzustand ein. Partner werden ungeduldig, Streit und Spannungen nehmen zu, Enttäuschungen sind an der Tagesordnung.

In dieser Phase erfolgt auch oft die Auseinandersetzung mit Versicherungen und Kostenträgern. Da der kausale Zusammenhang der vorliegenden Schmerzphänomene mit dem Unfall oft in Zweifel gezogen wird, kommt jetzt erschwerend hinzu, dass eine betroffene Person sich verschiedenen Vorwürfen ausgesetzt sieht. Zum Beispiel, dass sie sich zu wohl in der Leidensrolle fühle, dass sie nicht genügend Kraft aufwende, um etwas zur Heilung beizusteuern, dass sie womöglich – und das wird am meisten geäußert – schon vor dem Unfall einen psychischen Schaden gehabt haben müsse. Schließlich gibt es die tatsächliche oder unterstellte Begehrensneurose, was so viel bedeutet wie, dass der finanzielle Gewinn durch die Schadensabgeltung so attraktiv sei, dass eine betroffene Person subjektiv echtes Leiden entwickeln könne. Die Krönung erfolgt, wenn sie sich mit einer Betrugsunterstellung auseinander setzen muss. Diese führt in einigen Ländern wie Deutschland dazu, dass Betroffene nach einem halben Jahr oft nicht mehr wegen ihres eigentlichen Schleudertraumas, sondern wegen Einzeldiagnosen wie Kopfschmerzen, Rückenbeschwerden und so weiter behandelt und finanziert werden. Die Kosten werden somit vom Verursacher weg den allgemeinen Krankenversicherungen zugeteilt, eine Heilung ist unter solchen Voraussetzungen aber ausgeschlossen.

Was die Angelegenheit weiter erschwert, ist die Tatsache, dass nun noch reale Existenzängste dazukommen, weshalb die betroffenen Menschen, wenn Rentenzahlungen ausgeschlossen werden, sich zu einer Arbeit quälen. Dass sie dort nicht leistungsfähig sind, stellt sich schnell heraus. Nun hat entweder der Arbeitgeber ein Problem (besonders bei Menschen in unkündbarem Zustand, wie etwa in Deutschland im Beamtenstatus) oder die Arbeitslosenversicherung trägt die Kosten, da allzu oft ein Abgleiten in die Arbeitslosigkeit die Folge ist.

6. Verlustrealisation in Beziehungen und Arbeit

Nach zwei bis vier Jahren realisiert der Betroffene, dass ein Verlust unvermeidbar ist. Es kommt zu Trennungen von Lebenspartnern und Auflösungen von Arbeitsverträgen. Da es oft nicht einmal mehr möglich ist, eine einfache Belastung zu ertragen, etwa in eine Kneipe zu gehen und ein Bier zu trinken oder einer Einladung zu einer Geburtstagsfeier Folge zu leisten, schwindet auch der Freundeskreis rapide.

Oft sind nach dieser Phase nur noch die Mitglieder der primären Familie wie Vater, Mutter und Geschwister als Bezugspersonen vorhanden. So war das zum Beispiel bei Rita S. Sie hat ihre Beziehung zu ihrem Freund nach drei Jahren aufgegeben, ihre Freundinnen und Freunde haben sich ganz zurückgezogen, einzig die überforderten Eltern hielten die ganze Zeit Kontakt zu ihr. Rita hat sich schließlich einen Hund angeschafft, der ihr das Alleinsein erleichtern sollte.

7. Resignation und Zeit der Einsamkeit

Nachdem Trennungen vollzogen, Arbeitsverhältnisse aufgelöst und Ehrenämter in Vereinen abgegeben wurden, kommt die Zeit der Einsamkeit. Erst jetzt realisiert der Betroffene, indem er es tatsächlich erlebt, was es heißt, alleine zu sein. Ablenkungen werden weniger, sind auch schwieriger oder fallen gar ganz weg.

In dieser Phase wäre es eigentlich «normal», wenn der Betroffene sich in eine echte Traurigkeit fallen lassen und seinen Verlust betrauern und verarbeiten könnte, ein Verlust mit tragischen Dimensionen, denn es betrifft einen ganzen Lebensinhalt. Trauer aber ist ein sehr starkes Gefühl, und die Neurostressfragmentierung verhindert ein adäquates Ausleben von starken Gefühlen*, selbst wenn ein Wille vorhanden wäre. Sie bleibt im wahrsten Sinne des Wortes im Körper stecken und wird zu einer zusätzlichen Last.

Die Folge ist eine Verringerung der Antriebsenergie. Psychiater erkennen in einem solchen Zustand eine starke Depres-

* Horst Kraemer: Trauma-Bewältigung. Zürich 2005, S. 125 ff.

sion, in der die Gefahr besteht, dass auch ein Mensch mit einer enormen optimistischen Grundhaltung sich aufgibt und resigniert. Die betroffenen Menschen leiden still vor sich hin und entwickeln trotzdem von Zeit zu Zeit erstaunliche Überlebensstrategien, um den Zustand aushaltbar zu machen.

8. Ersatzsuche – Sinnfrage – Fokussierung auf den Krankheitsgewinn

«Warum ist gerade mir das passiert?» «Was will mir dieses Ereignis sagen?» «Was habe ich im Leben zu lernen?» «Was habe ich in diesem Leben wiedergutzumachen, dass ich diese schwere Last zu tragen habe?»

Solche Fragen, die sich Schleudertraumabetroffene sporadisch schon in den ersten Phasen nach dem Unfall gestellt haben, werden jetzt allgegenwärtig und erlangen eine neue Intensität. Da der Mensch ganz allgemein dazu neigt, alles, was ihm im Leben zustößt, verstehen zu wollen, möchte natürlich auch der von einem Schleudertrauma Heimgesuchte erst recht wissen, was mit ihm los ist.

Weil aber auch die Wissenschaft und insbesondere die Medizin, wie wir gesehen haben, bis heute wenig Konstruktives zum Verständnis beigetragen haben, werden von den Betroffenen in ihrer Ratlosigkeit auch übersinnliche und irrationale Erklärungsmuster herangezogen, was insofern gefährlich ist, als sie schnell eine Imagination der Schuld auslöst, in unserer christlich-abendländischen Kultur beispielsweise eine Art religiöser Bestrafungstheorie: «Weil irgendein Zustand, ein Verhalten nicht richtig war, stecke ich jetzt in einem Dilemma. Aus diesem Zustand komme ich nur heraus, wenn ich mein Fehlverhalten erkenne und ändere oder meine mir früher aufgeladene Schuld wiedergutmache.»

Da dies aber unwahrscheinlich ist, verharren Menschen in diesem Zustand und bei manchen setzt eine gefährliche Dynamik ein: «Ich kann an meinem Zustand selbst nichts ändern, ich bin darauf angewiesen, dass die übersinnliche Macht dies für mich tut. Und wenn ich es bis jetzt noch nicht wert war, dass die übersinnliche Macht es für mich getan hat, wird es auch in Zukunft nicht geschehen.» Hat diese Dynamik einen Betroffenen mal erfasst, ist es nicht mehr weit bis zur vollständigen Selbstaufgabe, wo auch der letzte Rest von Eigeninitiative stirbt. Dieses Sich-selbst-Bedauern kann intensive, zum Teil gut getarnte Formen annehmen und zur Hauptbeschäftigung werden.

Und doch können Betroffene auch in dieser Phase noch agieren. Da sie ihre gestauten Gefühle wegen der Neurostressfragmentierung nicht ausleben können, suchen sie ein Ventil, wo sie an einem möglichst ungefährlichen Punkt, einer einzelnen harmlosen Situation alles Unangenehme hineinprojizieren, delegieren und abreagieren.

So kann zum Beispiel jemand sehr wütend auf einen Versicherungssachbearbeiter werden, weil dieser ein Formular zu spät weiterreicht, ein Arzt kann zum Sündenbock werden wegen einer minimalen Störung, ein Therapeut wegen einer kleinen Terminpanne zum schlimmsten Menschen auf Erden gebrandmarkt werden.

Sehr schwierig wird das deshalb, da diese Situation vom jeweiligen Gegenüber nicht geklärt werden kann, weil der Betroffene die Situation aufrechterhalten will und sie dazu benutzt, ungute Spannungen mit Schimpfen, Schreiben von bösen Briefen, gerichtlichen Attacken und so weiter eskalieren zu lassen. Kommt eine wirklich gravierende Sache dazu, zum Beispiel die ungerechtfertigte Einstellung von Geldzahlungen durch eine Versicherung oder die ebenso ungerechtfertigte Verfolgung durch Detektive, möchten wir nicht in der Haut der betroffenen Personen stecken.

Herr U., der über einen längeren Zeitraum detektivisch verfolgt wurde und dadurch zeitweise unter Verfolgungsängsten litt, hat auf diese Weise ein wichtiges Lebenselixier erhalten: die Fantasie, die für seinen Fall zuständigen Versicherungsangestellten zu töten. Er steigerte sich in einen richtigen Amokzustand. Obwohl wir uns darüber nicht im Klaren sind, wie ernst es Herrn U. war – es war für die zuständigen Sachbearbeiter der Versicherungsgesellschaft bestimmt gesünder, dass Herr U. in unserem Coaching seine Spannungen bearbeiten und auflösen konnte.

An einem solchen Punkt konzentriert sich ein Mensch darauf, wie er aus seiner Situation das Beste machen kann. Ein Mensch ist allgemein dann gesund, wenn er seelisch wachsen und sich entfalten kann. Ein solches Wachstum findet zum Beispiel im Beruf statt, wo Leistungssteigerungen durch Beförderungen und Lohnerhöhungen honoriert werden, oder in der Freizeit durch Siege im Sport, durch Zukauf und Erwerb von Eigentum, durch Gewinn von Freundschaften und so weiter.

All das ist in dieser Phase praktisch nicht mehr möglich. Eine Zukunftsperspektive fehlt, weil der Betroffene keine mehr sieht. In diesem Zustand ist es eigentlich ein Zeichen von Gesundheit, wenn jemand sich darauf konzentriert, wie er aus seiner Krankheit Gewinn schlagen kann. Dazu gehört die Überlegung, wie er es sich im Leben gut einrichten kann und wie er zu den nötigen

Mitteln kommt. Da diese in der Regel nur von Versicherungen kommen können, entsteht an dieser Schnittstelle das, was als Begehrungsneurose bezeichnet wird. Das ist jedoch – mit Verlaub – eine Verwechslung. Dem Menschen mit einer Begehrungsneurose wird unterstellt, dass zuerst der Bedarf an Mitteln vorhanden ist und die Krankheit anschließend als Folge des Bedarfs auftaucht.

Doch es ist genau umgekehrt: Zuerst ist eine Person stark eingeschränkt und in ihrer Entwicklungsfähigkeit beeinträchtigt und erst in der Folge dieser Beeinträchtigung entstehen Ansprüche – und erst noch nach einer nicht unwesentlich langen Zeitspanne –, um der Perspektivlosigkeit etwas entgegenzusetzen. Aber nichtsdestotrotz: Einem Betroffenen, der nach einer langen Leidensgeschichte in dieser Phase angelangt ist, fehlt schlicht die Energie, um an einer Veränderung, speziell an einer Verbesserung seiner Situation zu arbeiten. Das innere Selbstkonzept des betroffenen Menschen ist lediglich noch auf Verlustausgleich eingestellt, nicht mehr auf Verlustreduktion. Möglicherweise sich bietende Gelegenheiten, das Blatt doch noch zu wenden, lösen einen Konflikt mit der mittlerweile verhärteten inneren Befindlichkeit und Einstellung aus und würden ein massives Umdenken erfordern, wozu schlicht keine Energie mehr vorhanden ist.

Ungeahnte Folgen für Angehörige

Betroffene mit einem Schleudertrauma leiden an einer Neurostressfragmentierung (NSF). Angehörigen solcher Menschen fällt dabei eine anspruchsvolle und oft leidvolle Rolle zu. Zu Beginn erschrecken sie über das Ereignis und sind schockiert; die Sorge um den Verunfallten vermischt sich mit der Erkenntnis der eigenen Verletzlichkeit und einer Abwehr dieses Sicherheitsverlustes für sich und andere nahestehende Personen*.

Meist wünscht sich das Familienmitglied nichts mehr, als dass es dem Betroffenen wieder gut gehen möge. Wenn man nur wüsste, wie eine gute Unterstützung gelingt. In der Regel wirkt die verunglückte Person verändert. Depressive Stimmung, Leiden und Selbstmitleid werden oft von der Umgebung als unerfreulich und belastend empfunden. Häufig kann die Person mit Neurostressfragmentierung aufgrund ihres Zustandes keine Nähe ertragen.

Schon kommen die Angehörigen in ein nächstes Dilemma, sie möchten helfen und werden abgewiesen. Die Veränderungen der verunglückten Person sind schwer zu verstehen, Frustration entsteht durch Ablehnen der Kontaktangebote oder gut gemeinten Vorschläge nach Ablenkung. Es kommt in dieser schwierigen Zeit, in der nun beide nicht mehr ganz selbstsicher sind, zu einer Beziehungsverunsicherung, zu Stress und Streit. Der Wunsch, alles solle wieder wie gewohnt und wie früher sein, wird immer drängender und hat Ungeduld zur Folge. Bald kommt es zur Forderung, der Verunglückte solle sich jetzt zusammenreißen, nicht die Situation missbrauchen, sondern mithelfen, die lieb gewonnene Art der Beziehung wiederherzustellen.

Der Mensch mit Neurostressfragmentierung hat jedoch keinen Zugang zu seinen normalen Möglichkeiten, Probleme zu bewältigen, denn er ist sogar mit der Bewältigung des Alltags

* Horst Kraemer: Das Trauma der Gewalt. München 2003.

heillos überfordert. Das Letzte, was er jetzt kann, ist, eine Familien- oder Beziehungskrise kompetent zu bewältigen.

Rainer O., ein 36-jähriger Handwerker, hatte Glück im Unglück. Seine Partnerin hielt die ganze Zeit zu ihm und ertrug den unguten Zustand jahrelang. Sie geriet in eine fürsorgliche Rolle, wurde für Rainer halb Betreuerin, halb Krankenschwester. Rainer beklagte sich bei uns, dass er nicht mehr in der Lage sei, Sexualität zu praktizieren, dass sein Sexualtrieb so gut wie ausgeschaltet sei. In seiner Gesichtspartie hatte er keine Empfindungen mehr, sodass Küssen von seiner Seite nur mechanisch erfolgte und dadurch ohne jeden Reiz für ihn war.

Trotz dieser großen Einschränkungen hielt seine Partnerin zu ihm. Als im Rahmen der Stressfragmentierungsauflösung die Empfindungen im Gesicht wieder spürbar waren, konnte Rainer sein Glück nicht fassen. Er sagte, es fühle sich an, wie wenn er neu geboren wäre, er habe gar nicht gewusst, was ihm alles entgangen sei und was alles ihm gefehlt habe.

Kurz vor der endgültigen Genesung traten neue Probleme auf. Die Partnerin von Rainer musste erneut einen Rollenwechsel vornehmen. Die Rolle der überlegenen Helferin konnte nicht weiter aufrechterhalten werden, weil sie obsolet geworden war. Eine Umstellung auf eine wieder gleichberechtigte Partnerrolle verlangte eine erneute Abstimmung ihres Rollenverständnisses, die bei dem Paar eine Krise auslöste, was jedoch eine echte Chance und die Einleitung eines neuen Lebensabschnittes bedeutete. Denn jetzt setzen sie sich wieder mit dem verloren geglaubten Kinderwunsch von beiden auseinander, und wir hörten auch schon mehrmals das Wort «heiraten» im Coaching.

Krisen gehören also im Umfeld eines Unfalls zum gewohnten Erscheinungsbild und sie können sich auch massiv zuspitzen bis hin zu Trennung oder Scheidung. Dass dies in einem Zustand von erkannten und unerkannten Hochstressphasen, die nicht aufgelöst sind, einer Heilung nicht gerade förderlich ist, liegt auf der Hand.

Bedeutung für die Arbeitssituation

An fast allen Arbeitsplätzen entstehen massive Probleme, wenn die betroffene Person nicht wie gewohnt leistungsfähig ist. Kurz nach dem Unfall besteht noch einige Toleranz, die jedoch mit zunehmender Langsamkeit, Fehlerhäufigkeit und sich häufenden Reklamationen abnimmt. Eine Person, die eine Neurostressfragmentierung (NSF) erlitten hat und in einer noch frühen Phase steckt, wo die Zerfallserscheinungen noch nicht so weit fortgeschritten sind, bemerkt wohl die eigene verminderte Leistungsfähigkeit und versucht sie mit immer größerer Anstrengung zu kompensieren.

Doch das ist auf Dauer immer anstrengender, und die notwendige Regenerationszeit kann häufig nicht in adäquater Weise genutzt werden, weil das, was bis anhin erholsam war, plötzlich nicht mehr ist. Familienleben, Freunde treffen, Sport treiben – vieles ist jetzt eher belastend und muss auch noch erledigt werden. Sehr häufig ist der Schlaf beeinträchtigt. So werden Ressourcen immer exzessiver verbraucht, die Anforderungen wachsen jedoch ständig und es geht an die Substanz. Denn neben dem sonst üblichen Pensum kommen zusätzliche Herausforderungen hinzu: der Umgang mit der veränderten Situation, die Kompensation der Fehler und der Dinge, die man nicht geschafft hat. Und vor allem der Druck durch Kollegen, Vorgesetzte und Kunden, die selbstverständlich eine gute Arbeit erwarten und sich beschweren, wenn sie diese nicht erhalten.

Der Stress steigt durch diesen zusätzlichen Druck und negative Erwartungen – die Wahrscheinlichkeit, Erfolg zu haben, sinkt. Wieder ein Teufelkreis, der sich nicht selten bis zum Arbeitsplatzverlust steigern kann.

An erster Stelle der Probleme am Arbeitsplatz steht oft ein Konzentrationsmangel. Zu lesende Texte oder Anweisungen werden trotz wiederholten Lesens nicht oder nur ungenau verstanden. Die kontinuierliche Bearbeitung eines Sachverhalts ist kaum möglich, wird immer wieder durch andere Gedanken oder eine Leere im Kopf unterbrochen. Nach Unterbrechungen von außen ist ein Wiederaufnehmen des Gedankens nur sehr schwer möglich. Aufgaben, die sonst einige Minuten gedauert haben, ziehen sich ewig hin. Diese Tatsache versucht der Betroffene meist zu verschleiern, was ihn zusätzlich Kraft und Zeit kostet.

Eine weitere Schwierigkeit ist die Vergesslichkeit. Frau Claudia Z. berichtet, wie sie sich für einfachste Routinearbeiten, die ihr immer wieder gezeigt wurden, Merkzettel anlegen musste, um an ihrem Arbeitsplatz zum Beispiel die Servietten anweisungsgemäß zu falten. Die Merkzettel musste sie vor der Chefin verstecken, um nicht das völlige Unverständnis und die Einbuße jeglichen Vertrauens in sie als Mitarbeiterin zu riskieren.

Heimliche Notizzettel oder ganze Nachschlageordner und deren Gebrauch veränderten das Verhalten am Arbeitsplatz und weckten natürlich doch bald das Interesse der Umgebung, was weitere Probleme erzeugte. Die Vergesslichkeit wirkt sich in Bezug auf Absprachen und Verbindlichkeiten verheerend aus. Es kommt zu Missverständnissen, Pannen und dem Eindruck von Unzuverlässigkeit.

Der Betroffene zweifelt an sich, will dies nach außen nicht zugeben, um die Zweifel an sich selbst, die er befürchtet und als zutreffend wahrnimmt, nicht noch zu verstärken. Die Versuche, Dinge zu beschönigen und zu verschweigen, kosten Kraft, verstärken die Selbstzweifel und verfestigen die innere Gefangenheit und Einsamkeit mit dem Problem.

Die Folge ist oftmals eine Gereiztheit gegenüber der Umgebung, in der die Person selbst und auch die Kolleginnen und Kollegen mal mit Angriffen, mal mit Rückzug reagieren. Die Stimmung am Arbeitsplatz verschlechtert sich, die Belastung steigt und sonst entlastende Faktoren verringern sich. Während sich mit einem Gefühl, gemocht, angenommen und respektiert zu sein, einer inneren Zufriedenheit mit sich selbst und vielleicht einem fröhlichen Gespräch in der Arbeitspause so manche Belastungsspitze am Arbeitsplatz ertragen ließe, ist einem Menschen mit Neurostressfragmentierung dieser positive Effekt mittlerweile abhanden gekommen.

Die Sache nicht leichter machen die hohen Fehlzeiten, bedingt durch Beschwerden, Schmerzen und Therapien. Sie erzeugen nicht nur weiteren Unmut im Kreis der Kollegen, die ja meist die Arbeit des Betroffenen erledigen oder auf seine Zuarbeit warten müssen. Sie erzeugen zusätzlichen Stress für den Betroffenen, der die Aufdeckung weiterer Fehler oder heimlicher Hilfsstrategien befürchten muss. Die Rückkehr an den Arbeitsplatz ist denn auch oft mit großen Ängsten gekoppelt. Am Arbeitsplatz selbst nehmen Toleranz und Bereitschaft zur Rücksichtnahme auf die beeinträchtigte Person immer weiter ab.

Aus Sicht der Kolleginnen und Kollegen hat sich eine früher vielleicht geschätzte Kollegin deshalb einfach unvorteilhaft verändert, denn sie hält sich nicht an Absprachen, ist zu langsam, verbreitet eine schlechte Stimmung, beschert Fehler und Unzufriedenheit. Darüber hinaus verursacht sie zusätzliche Arbeit und häufig erscheint sie überhaupt nicht zur Arbeit.

In einer solchen Situation ist der Anspruch auf Schonung, den manche Betroffene erheben, für die Kolleginnen und Kollegen eine Provokation. Schnell kommt da die Stimmung hoch: *Ohne dich wären wir hier besser dran.*

Machen wir uns klar, dass eine Person mit Neurostressfragmentierung – wie wir gesehen haben – schon zu Hause große Probleme hat, weil die Angehörigen mit Unverständnis, Hilflosigkeit und Ungeduld reagieren und vielleicht sogar schon Beziehungskrisen oder Trennungsgedanken im Raum stehen oder möglicherweise gar vollzogen sind. Ist nun der zweite große Lebensbereich, der Arbeitsplatz, so bedrückend wie gerade ausgeführt – woher soll der Betroffene die Kraft nehmen, all das, was ihm zu entgleiten droht, zusammenzuhalten und dabei wieder Zugang zu den ursprünglich in seiner Person vorhandenen Möglichkeiten zu finden?

Kosten

Die Kosten werden von allen beteiligten Personen getragen, auch wenn es diesen nicht immer bewusst ist. Folgende Personen- und Gesellschaftsgruppen tragen die Kosten:

1. die betroffene Person selbst und ihre Familie
2. die Versicherungen
3. die Krankenkassen
4. die Arbeitgeber
5. die Rentenkassen

Der volkswirtschaftliche Schaden der neurobiologischen Stressfragmentierung kann am Beispiel von Schleudertraumata, die einigermaßen quantifizierbar sind, geschätzt werden. In der Schweiz verursachen rund zwölf Prozent der Schleudertraumafälle die Hauptkosten von – je nach Statistik – 500 bis 1500 Millionen Schweizer Franken pro Jahr. Das sind rund 350 bis 1050 Millionen Euro.

Dabei ist die Prämienverteuerung der von den Arbeitgebern getragenen Unfallversicherungen nicht berücksichtigt, die von den privaten Haushalten getragenen Zusatzkosten sind nirgends erfasst, ebenso wenig wie die Arbeitsplatzkosten, die in dem Zeitraum entstehen, bis jemand entweder tatsächlich ausgeschieden und ersetzt ist oder bis die betroffene Person am Arbeitsplatz wieder vollwertig und ohne Fehlzeiten produktiv tätig ist.

Milliardenpotenzial: Wie Kosten gespart werden könnten

Was wäre, wenn Neurostressfragmentierungen frühzeitig aufgelöst würden? Wir würden viel häufiger mit Menschen spätestens zwei Tage bis drei Wochen nach einem Unfall oder traumatischen Ereignis arbeiten und damit viel schneller Erfolg haben, als mit den langen und teilweise mühevollen Coachings so genannter aussichtsloser Fälle, welche nach einer langen Leidensgeschichte, in der schon alles versucht wurde und nichts geholfen hat, bei uns landen. Die folgenden Beispiele wecken große Hoffnungen:

Beispiel Anton S.

Anton S., ein Freund des jungen Geschäftsführers, der den Stein zu der Auseinandersetzung mit dem Thema Schleudertraumata im IPAS-Institut ins Rollen brachte, hat einen ziemlich dramatischen Autounfall erlebt. Er fuhr mit Tempo 120 ungebremst auf einen mit Tempo 80 fahrenden LKW auf. Nach dem Unfall lag er im Koma, hatte einige Rippen gebrochen und eine Gehirnerschütterung. Noch während des Klinikaufenthalts fädelte die Ehefrau ein Coaching mit uns ein.

Als Anton S. aus der Klinik entlassen wurde, kam er schnurstracks in unser Institut. Die erste, auf Video dokumentierte Sitzung zeigt einen vollkommen verstörten Menschen mit einem zerstörten Selbstgefühl, voller Selbstzweifel und einer Menge Erinnerungslücken, dazu kamen nagende Schuldgefühle, da ein mitfahrender Arbeitskollege noch immer sehr schwer verletzt im Krankenhaus lag. Er klagte über starke Schmerzen im Bereich der gebrochenen Rippen.

Drei Wochen später, nach nur sieben Sitzungen war dieser Fall abgeschlossen, Anton S. war wieder 100 Prozent arbeitsfähig und hat sein Leben wie nach einer Wiedergeburt neu angepackt.

Beispiel Olivia N.

Olivia N. ist eine erfolgreiche Beraterin, die sich eine besondere Auszeit gegönnt hat. Sie jobbt bei einem großen Schweizer Reiseveranstalter als Reiseleiterin auf den Malediven.

Ein Traum, bleibt doch neben der Betreuung der Touristen noch genügend Zeit, ihrem Hobby nachzugehen, dem Tauchen. Die Tätigkeit auf der Inselgruppe hat sie auf zwei Jahre befristet, bevor sie den nächsten Karrieresprung in Angriff nehmen will. Bei ihrem ersten Heimaturlaub in der Schweiz, auf dem Weg zum Golfplatz, krachte ihr ein älterer Herr von hinten ins Auto, ein kleiner Auffahrunfall. Nicht weiter schlimm.

Aber schon am nächsten Tag merkte Olivia, dass nichts mehr so war wie vorher. Starke Kopfschmerzen, ein steifer Nacken, Schlafprobleme und Unkonzentriertheit. Ihr Hausarzt diagnostiziert ein Schleudertrauma. Olivia hatte mit dem Projekt Brainjoin schon beruflichen Vorkontakt, weshalb sie noch am gleichen Tag anrief. Das Coaching konnte gleich am nächsten Tag beginnen und schon nach der ersten Sitzung spürte Olivia, wie sich ihr Körper entspannte. Die Schmerzmittel, die ihr übrigens keine Erleichterung, sondern nur zusätzliche Beschwerden bereiteten, setzte sie noch am gleichen Tag ab. In der dritten Sitzung konnte Olivia ihre unfallbedingten Stressfragmente auflösen und die Blockaden in der Schulter begannen sich zu lösen. Olivias Ehrgeiz ermöglichte es, dass sie die Körpercoaching-Übungen täglich auch selbstständig durchführte, und außerdem traf sie sich innerhalb von zweieinhalb Wochen insgesamt neunmal mit ihrem Coach, was eine recht intensive Coachingdichte bedeutet. So war es möglich, dass Olivia N. mit nur einer Woche Verspätung – zweieinhalb Wochen nach dem Unfall – den Flug an ihren Arbeitsort auf den Malediven antrat.

Wir könnten diese Beispiele mit anderen ergänzen, es gibt mittlerweile eine stattliche Anzahl Menschen, die durch unsere Direktintervention aller Wahrscheinlichkeit nach vor schlimmen und lang anhaltenden Symptomen bewahrt blieben. Wir sind deshalb überzeugt, dass sich die Brainjoin-Methode – neben allen theoretischen und praktischen Vorzügen unserer Arbeit – als Behandlung von traumatisierten Menschen schon allein aus Kostengründen durchsetzen kann.

3. Unfallverarbeitungscoaching mit der Brainjoin-Methode

Theoretische Erklärung

Wenn wir davon ausgehen, dass manche belastenden Ereignisse stressspezifische Folgeerscheinungen nach sich ziehen und das traumatische Erlebnis das Leben der Betroffenen in einer unproduktiven Weise behindert, ist es naheliegend, die Verarbeitung des traumatischen Inhalts so zu gestalten, dass diese Menschen wieder an ihre alte Form anknüpfen können.

Dazu wird im Unfallverarbeitungscoaching das Erlebte mit NSF-Folgen noch einmal in einer anderen Qualität aufgerufen, mit Unterstützung bearbeitet und abgewandelt abgespeichert. Vielleicht vergleichbar mit einer unvollständig gespeicherten Datei auf dem heimischen PC, die aufgrund fehlender Details Eigenschaften entwickelt hat, die die Funktion des Betriebssystems stört. Auch dort ist es folgerichtig, die störende Datei noch einmal zu öffnen, zu vervollständigen oder zu korrigieren und dann erneut abzuspeichern, sodass ein störungsfreier Betrieb wieder möglich ist.

Verschlimmerung vermeiden durch neue Qualität der Verarbeitung

Beim Unfallverarbeitungscoaching ist es eminent wichtig, dass dieses erneute Aufrufen und Betrachten in einer neuen Qualität geschieht. Innerlich einfach noch einmal dasselbe zu erleben, ist kontraproduktiv. Leider ist es genau das, was geschieht: In vielen alltäglichen Situationen wird immer wieder das Gleiche in gleicher, belastender Qualität durchlebt. Die betroffene Person hat aus ihren eigenen Möglichkeiten heraus lediglich Zugriff auf die bereits verarbeiteten und bewusst gewordenen Fragmente des Ereignisses und auf das Selbstbild und Selbsterleben, wie es sich damals präsentierte. Das heißt, immer wenn die Person darüber nachdenkt, baut sich das gleiche Bild auf. Jedes Mal, wenn sie Angehörigen und Helfern darüber berichtet oder berichten muss, prägt sich diese fragmentierte und unvollständige Erinnerung weiter ein. Je häufiger dieser Bericht geschildert wird, desto gründlicher. Auch überholte, gut gemeinte Interventionen, die davon ausgehen, dass allein das Reden darüber eine Hilfe zur Verarbeitung sei, tragen unfreiwillig zu einer Verschlimmerung bei.

Für den Umgang mit Schmerzen und die Ermöglichung von Heilung ist die Auflösung der Körperreaktionen im Moment des Geschehens von größter Bedeutung. Wir bewegen uns in der Neubearbeitung also immer auf verschiedenen Ebenen des Erlebens der traumatischen Situation: dem Ablauf des Geschehens, dem Selbsterleben, den Sinneseindrücken, ganz besonders dem Körpererleben und der subjektiven Interpretation der Eindrücke.

Chronologie des Stresserlebnisses	Einwirkung mittels Unfallverarbeitungscoaching
• Ereignis • Selbstwahrnehmung und Körperreaktion • Speicherung im impliziten Gedächtnis, Interpretation der Körpersignale • Notfallschalter im Gehirn • Anhaltende Reaktion des Körpers und anhaltende Schutzimpulse • Reduzierte Verarbeitungsleistung des Gehirns im Notfallmodus	• In der Auflösungsphase erfolgt die Überarbeitung der «Erlebnisdatei» mit dem Ziel, den Notfallmodus zu beenden und an die bewährten Verarbeitungsmöglichkeiten anzuknüpfen • Die körperlichen Reaktionen wieder auf ein unbedrohtes Alltagleben einstellen und somit Heilung somatischer Prozesse ermöglichen
• Fortdauernde Alarmbereitschaft • Hohe Stressbelastung • Verminderte Bewältigungskräfte	• Individuelles, gezieltes Stressmanagement • Willentliches und bewusstes Vermindern der Stresshormone durch Körperübungen und Atemtechniken • Ressourcen entdecken und nutzen lernen • Unterstützung bei der Reduktion von Stressoren
• Irritation und Verunsicherung von innen und außen	• Entlastung durch das Verstehen der Zusammenhänge für den Betroffenen und seine Angehörigen, Arbeitgeber und so weiter
• Schmerzen; körperliche Einschränkungen, die alle Lebensbereiche betreffen können; neben der Arbeit auch Bewegungsradius, Hobbys, Sport, Sexualität	• Verminderung von Schmerzen und Einschränkungen; Umgang mit Schmerzen mittels individuell entwickelter Übungen und gezielter Aufmerksamkeitssteuerung
• Gefährdung der Arbeitsfähigkeit	• Praktische Bewältigungshilfen
• Angst und Zweifel; ungewollte biografische Umbrüche	• Motivations- und Ressourcenarbeit auf systemischer, lösungsorientierter Grundlage

Chronologie des Stresserlebnisses	Einwirkung mittels Unfallverarbeitungscoaching
• Beziehungskrisen, Herausforderungen im Alltag und im Umgang mit Kommunikationspartnern	• Selbststeuerungstechniken, die es ermöglichen, Situationen nach eigenen Vorstellungen zu gestalten
• Sinnfragen	• Hilfen zur Reflexion, Ziel- und Erfolgscoaching
• Neuausrichtung	• Unterstützung mittels Coachingtechniken zur Ausgestaltung eines neuen Anfangs in selbst gewählter Weise

Wir können das Ereignis nicht ungeschehen machen. Es ist und bleibt ein Element der individuellen Biografie der Persönlichkeit. Die stressbedingten Folge-Beeinträchtigungen und Schmerzen möchte und braucht der Betroffene nicht länger als nötig zu erdulden.

Das Unfallverarbeitungscoaching ist eine Dienstleistung, die Menschen für sich beanspruchen, die spüren, dass es mit der somatischen Versorgung allein nicht getan ist. Je früher diese Einsicht dazu führt, die Unfalleindrücke zu verarbeiten, desto leichter lässt sich dies bewerkstelligen. Oft kann der Betroffene die notwendigen Techniken in ein oder zwei Sitzungen erlernen und das Ereignis mit NSF-Folgen bald schon als unangenehme, aber nicht mehr sein Leben beherrschende Erfahrung in das Langzeitgedächtnis ablegen. Ist das Erlebte verarbeitet, so enden die Notfallsignale des Gehirns, der Körper kommt in einen Erholungszustand und seine Heilungskräfte können ihre Wirkung entfalten.

Neurostressfragmentierung mit Speichereffekt – eine Folge (oder Form) von Traumatisierung

Unsere Erkenntnisse stützen sich zum einen auf die Ergebnisse der Psychotraumatologie und der neurobiologischen Stressforschung und zum anderen auf unsere Beobachtungen in der Arbeit mit Menschen mit Schleudertraumadiagnosen, die als austherapiert galten. Also Menschen, die nach medizinischen Gesichtspunkten zwar leiden, aber nicht im herkömmlichen Sinne als krank zu betrachten sind, da sie ja nichts organisch Nachweisbares oder Beeinflussbares aufweisen und keine anerkannte Erklärung für das Leiden existiert. Diese Menschen haben wir konsequent nicht als kranke, sondern als gesunde Menschen angesprochen und sind davon ausgegangen, dass sie auf ein nicht normales Ereignis eine normale Stressreaktion gezeigt haben.

Eins vorweg: Das Ergebnis ist ein neues Erklärungsmodell, denn die zu Beginn unserer Arbeit aufgestellte Hypothese, dass es sich beim Schleudertrauma um eine Psychotraumareaktion handelt, muss insofern relativiert werden, als man den Traumabegriff hier enger fassen muss.

Nach unseren bisherigen Erfahrungen gilt es, Folgendes festzuhalten:

1. Menschen nach besonders belastenden Ereignissen haben Folgen auf verschiedenen Ebenen zu bewältigen: zum einen die direkten, durch Verletzungen herbeigeführten, somatischen Folgen, wie die zum anderen davon zu unterscheidenden Auswirkungen der neurobiologischen Stressfragmentierung, die sich ebenfalls körperlich ausdrücken.

2. Wenn wir Symptomkomplexe, die zum Beispiel unter Hilfsbegriffen wie Schleudertrauma zusammengefasst werden, verstehen wollen, müssen wir interdisziplinär denken und sämtliche Erkenntnisse aus der somatischen Medizin, der Grundlagenforschung der Psychologie und Soziologie sowie die spezifischen Erkenntnisse der Traumaforschung, also der Forschung um Auswirkungen bei extremem Stress, berücksichtigen.
3. Wenn Helfersysteme im medizinischen, sozialen, therapeutischen Bereich, bei Versicherungen sowie breite Teile der Gesellschaft bei eigener Ratlosigkeit automatisch auf die Erklärung zurückgreifen, der Patient wolle aus niederen Gründen einfach nicht gesunden, weil das Krankbleiben größere Gewinne verspreche, entstehen ungeheure menschliche und finanzielle Schäden.
4. Wenn die neurobiologische Stressfragmentierung oder Psychotraumata als psychisches Problem des einzelnen betroffenen Menschen und insbesondere als eine schnöde Frage des «Weicheis in uns» abgetan wird, verbaut man sich den Zugang zu diesem Phänomen.

Warum diese Präambel? Eine Stressfragmentierung bewirkt im Gehirn des betroffenen Menschen einen nachweisbaren Prozess. Diese Stressfragmentierung wird ausgelöst durch Geschehnisse, die auf der subjektiven Ebene als unsteuerbar erlebt und als lebensbedrohlich eingestuft wurden. Diese Neurostressfragmentierung ist ein Faktum, das den Menschen in seiner Ganzheit beeinträchtigt und wirklich alle seine Lebensbereiche tangiert.

Das Gehirn steuert als Schaltzentrale das gesamte Erleben und Verhalten des Menschen in bewussten und größtenteils unbewussten Prozessen. So gehen wir davon aus, dass dieses Gehirn in dem fragmentieren Zustand für Muskelverspannungen, Fehlhaltungen, organisch nicht erklärbare Schmerzen auslösende Impulse gibt und so auch auf neuronaler Basis das «Schmerzgedächtnis» bildet.

Wie sieht dieser verursachende neurobiologische Vorgang aus? Was geschieht im Moment eines Ereignisses, das subjektiv ohne Willenseinfluss und spontan zu einer Stressfragmentierung führt?

Extremstress führt zur Fragmentierung.

Die Neurostressfragmentierung

Wenn ein Ereignis vom betroffenen Menschen so erlebt wird, dass seine gewohnten Handlungs- und Bewältigungsstrategien aussichtslos beziehungsweise nicht anwendbar sind und – damit einhergehend – eine Erschütterung des Selbstbildes* und des Weltbildes erfolgt, erlebt er einen Stress besonderer Art und Stärke: den Stress mit Fragmentierungsspeicherung:

* vgl. G. Fischer/P. Riedesser: Lehrbuch der Traumatologie. München 1998.

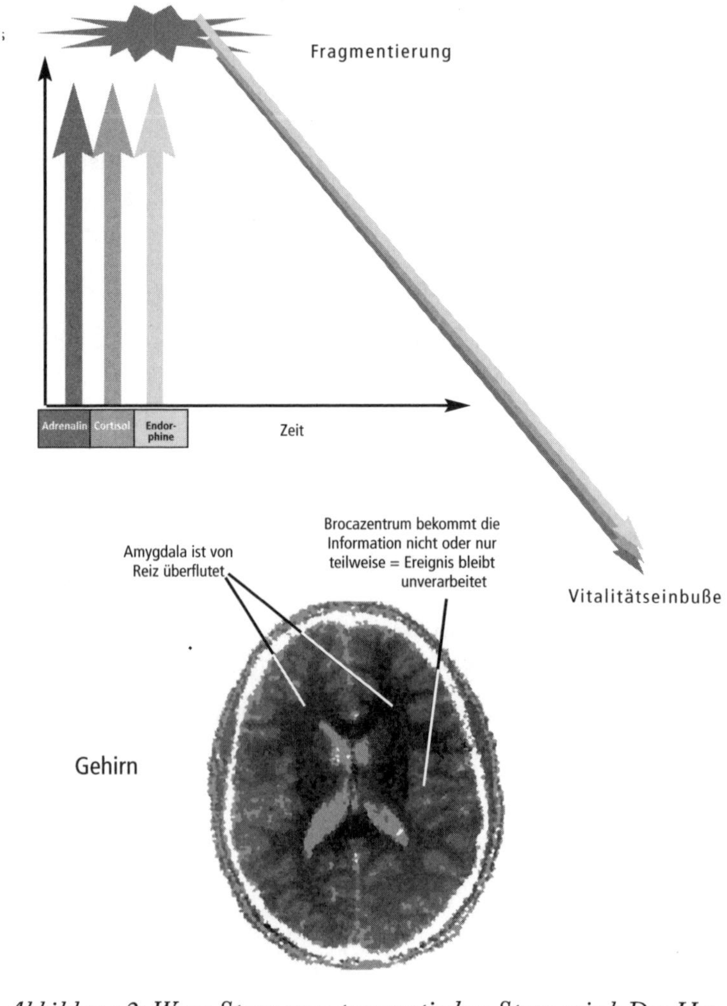

Abbildung 2: Wenn Stress zum traumatischen Stress wird: Der Hormonausstoß bleibt hoch und kann nicht in einer Aktion in Kraft und damit Handlung umgesetzt werden. Erst nach einer gewissen Zeit nimmt die hormonbedingte Blockade der Wahrnehmungsleitungen und somit die Fragmentierung ab.

Bei der Beurteilung von Psychotraumata und der Neurobiologischen Stressfragmentierung (NSF) neigen wir dazu, den Blick auf das Spektakuläre eines Dramas zu richten und die Reaktion eines Menschen mit dem erlebten Drama zu vergleichen. Dies ist einer betroffenen Person gegenüber höchst unangebracht, da von außen überhaupt nicht beurteilt werden kann, wie eine Person ein Geschehnis erlebt hat, und schon gar nicht, in welchen Zusammenhängen ein Geschehnis eine Neurostressfragmentierung (NSF) auslöst. Gerade weil die Wahrnehmung sich durch den Prozess der neurobiologischen Traumatisierung drastisch und dramatisch verändert, kann kein Mensch – außer der betroffenen Person selbst – empfinden und entscheiden, was wann und wie gewirkt hat.

Die Heftigkeit eines Ereignisses bestimmt *nicht* den Schweregrad der Neurostressfragmentierung!

Weder die Dramatik oder das Spektakuläre sind also verantwortlich dafür, ob und wie stark eine Situation fragmentierende Wirkung erzeugt, sondern die subjektiv erlebte Bedrohung und der subjektiv erlebte Zusammenbruch des Grundsicherheitsempfindens, der im Innern eines Menschen abläuft. In seinem Gehirn entscheidet sich, ob und wie stark ein Ereignis fragmentierenden Stress erzeugt und damit den als Traumakreislauf bekannten Verlauf auslöst, ohne dass der Betroffene dies willentlich zu steuern imstande ist.

Mit anderen Worten: Ob ein Ereignis zur Fragmentierungsspeicherung führt oder nicht, entscheidet sich auf neurobiologischer Ebene, ist weder bewusst wahrnehmbar noch steuerbar.

Ein Ereignis löst eine Krise aus; je nach der inneren Bewertung des Betroffenen wird die Stressstärke mit oder ohne Fragmentierungszustand festgelegt. Dabei spielen die subjektive Bewertung der Heftigkeit und die Zeitdauer des Ereignisses eine Rolle.

Neurostressfragmentierung und Neuroimagination

Stress hat grundsätzlich zwei Seiten: Stress ist laut WHO (World Health Organization) die Ursache für viele Erkrankungen und die größte Herausforderung für unsere Gesellschaft.

«Stress macht krank und verursacht hohe Kosten. Die volkswirtschaftlichen Verluste durch Stress gehen in der Schweiz in die Milliarden. Ursachen sind nicht nur Ausfälle am Arbeitsplatz und Qualitätseinbussen, sondern auch hohe Kranken- und Sozialkosten», vormuliert die Schweizer «Handelszeitung (Nr. 41, 6. Oktober 2004, Seite 21).

Und andererseits: Stress ist grundsätzlich eine normale lebenserhaltende Reaktionsweise, die wir von der Natur mitbekommen haben. In diesem besonderen Zustand sind wir in der Lage, mit Hilfe unserer körpereigenen Biochemie größere Kräfte zu mobilisieren. Dies ist natürlich äußerst sinnvoll, damit wir etwa vor einem Angreifer fliehen können und – wenn dies nicht mehr möglich ist – unser Äußerstes tun, um uns und unsere Nachkommen zu verteidigen. Diese biochemischen Reaktionen sind eine Mixtur aus Hormonen, die einerseits unseren Körper in Sekundenbruchteilen auf Höchstleistung bringen und andererseits unser Denkvermögen ankurbelt. Blitzschnelle Entscheidungen werden in Handlungen umgesetzt, die uns unter Umständen ein Höchstmass an körperlichen Kräften abverlangen. Wenn sich die drohende Gefahr entschärft hat, das Problem gelöst ist, wird sowohl für Geist als auch Körper eine Entspannungsphase eingeleitet, eine Müdigkeit, die die Erholungsphase erleichtert – eine Situation mit einer normalen, positiven Stressreaktion.

Drei Stufen von Stress

1. Normale positive Stressreaktion, die eine gewisse Zeit andauert, die im Gefolge einer Hormonausschüttung gelöst wird, gefolgt von Entspannung und Erholung.

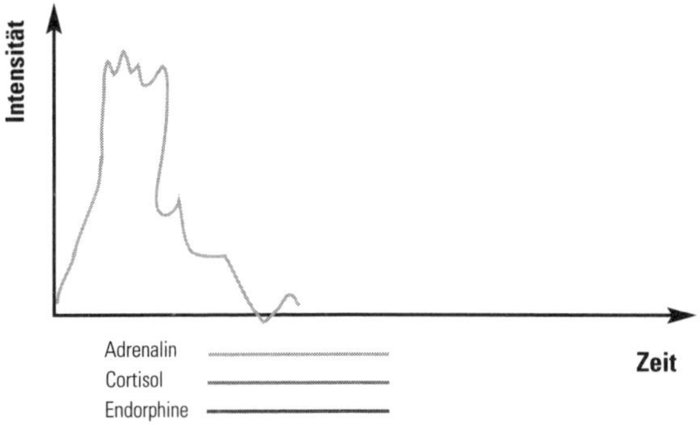

Abbildung 3

2. Stressreaktion, die nicht in einem normalen Sinn aufgelöst wird, da die Hormonausschüttung nicht in Kraft umgesetzt werden kann, beispielsweise bei einem Arbeitskonflikt, wo der Stress nicht durch Aktivität beantwortet wird. Ein Stau ist die Folge. Wenn der als bedrohend wahrgenommene Zustand oder der stressige Ablauf eines Geschehens beendet ist,

braucht es relativ viel Zeit, bis eine Entspannung eintreten kann und die Balance wiederhergestellt ist. Wenn die Erholung nicht innerhalb einer gewissen Zeit geschieht, kann die überschießende Hormonproduktion dauerhaft werden. Es stellen sich ähnliche Symptome ein wie nach einem traumatischen Erlebnis.

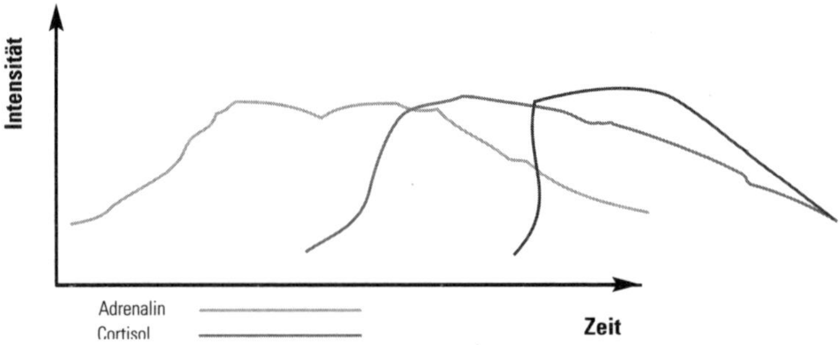

Abbildung 4

3. Traumatischer Stress entsteht, wenn in Folge eines Ereignisses sofort oder schleichend alle drei Hormone (hier stellvertretend für ihre Hormongruppen) in größeren Mengen produziert werden, ohne dass der Betroffene über eine Einflussmöglichkeit verfügt, aktiv in das bedrohliche Geschehen einzugreifen.

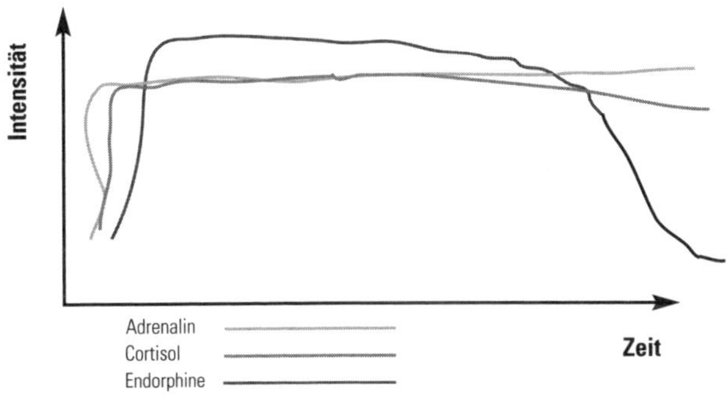

Abbildung 5

Unsere Erklärung der Schmerzphänomene

Schmerzen sind – allgemein gesprochen – ein Warnhinweis des Körpers, der eine Verletzung oder eine Schädigung anzeigt, was wir insofern beantworten, als wir dem beschädigten Teil vermehrte Zuwendung schenken und uns um die Beendigung der Schädigungssituation bemühen. Wenn wir im Zusammenhang mit Neurostressfragmentierungen von Schmerzphänomenen sprechen, so bedeutet das keineswegs, dass die Schmerzen für den Klienten nicht real oder gar ein Phantom wären. «Phantomschmerzen» halten wir in jedem Fall für einen unzutreffenden und diskriminierenden Begriff. Denn die Schmerzen sind für den Betroffenen real, sie belasten und stören die Selbstbalance und sind ein tatsächlich erlittener Schmerz.

Wie lässt sich erklären, dass bei einer Neurostressfragmentierung Schmerzen empfunden werden, obwohl keine Gewebeschädigung erkennbar und selbst mit modernen Methoden nicht nachweisbar ist?

Wenn bei einem Ereignis eine Neurostressfragmentierung ausgelöst wird und gleichzeitig der Körper einer starken Belastung ausgesetzt ist, reicht die Kapazität zur Verarbeitung des Belastungsvorgangs im Gehirn nicht aus und das Erlebte wird nicht verarbeitet. Folglich kann das Gehirn die Belastungssituation auch nicht abschließen. Das Ereignis bleibt auf der «Noch-Aktiv-Liste» offen. Der Film des belastenden Ereignisses gelangt nicht an ein Ende. Das Gehirn gibt weiterhin dem Körper den Befehl, so zu reagieren, wie es im Moment der großen Belastung angezeigt und sinnvoll war.

Stellen wir uns vor, was für eine Kraft auf das Genick eines Menschen einwirkt, wenn er plötzlich von hinten gerammt wird und der Kopf möglicherweise gerade in diesem Moment nach rechts unten gerichtet war. Da der Körper normalerweise angeschnallt ist und damit mit dem Wagen verbunden, wird er mit der Kraft des Aufpralls nach vorne gedrückt; der vergleichsweise träge Kopf, der auf der «Stange» der Wirbelsäule sitzt, wird aber nach hinten geschleudert, vom Körper weg. Wenn die Muskulatur sich nicht im Bruchteil einer Sekunde zusammenziehen und dem Körper dadurch Halt geben würde, könnten wahrscheinlich viele Menschen selbst kleinste Unfälle nicht überleben.

Beispiel Herr K.

Herr K. schildert nach einem Motorradunfall diese enorme Muskelanspannung mit folgenden Worten: «Ich rutschte in einem wahnsinnigen Tempo über die Fahrbahn, da sah ich einen Pfosten auf mich zukommen. Mir war alles egal, ich hatte keine Angst mehr und mein Körper wurde hart wie Stahl. Der Pfosten war nachher gebrochen, mein Helm gespalten, aber mein Kopf hatte nicht mal eine Schramme. Zwei Tage später hatte ich einen unglaublichen Muskelkater und wusste nicht woher. Ich habe doch keinen Sport gemacht, und der Unfall dauerte doch nur ein paar Sekunden.»

Da oft genau in diesem Moment der körperlichen Höchstleistung und -belastung ein Höhepunkt der Adrenalinausschüttung – gekoppelt mit Cortisolausschüttung – stattfindet, kommt es zu der Fragmentierung der Wahrnehmung im Gehirn. Das Gehirn hat Reaktionen auf die ersten Wahrnehmungen ausgelöst. Die weiteren Wahrnehmungen werden nun nicht mehr weitergeleitet und nicht verarbeitet. Auf diese späteren Wahrnehmungen gibt es also keine Reaktion. So bleiben die ersten Befehle weiter aufrechterhalten, da keine neuen Impulse zu neuen Befehlen des Gehirn führen.

Es ist so, als würde das Leben stehen bleiben, wie bei einer Schallplatte, die hängt, kommt immer wieder derselbe Befehl: «Muskeln anspannen – Körper schützen!» Und gerade in der ersten Zeit nach einem Unfall ist der Mensch derart mit der gesellschaftsüblichen Bewältigung des Ereignisses beschäftigt, dass ein Abbau des Adrenalin-Cortisol-Mixes durch ständig neue Belastungen verhindert wird.

Ebenfalls verhängnisvoll wirkt sich aus, dass in diesem neurobiologischen Überlastungsschutzmoment die emotionale Abreaktion blockiert ist. Das heißt, das Emotionszentrum, die Amygdala, nimmt zwar Eindrücke auf, kann sie aber nicht adäquat verarbeiten, Gefühle können nicht zum Ausdruck kommen, nicht ausgelebt werden. Tränen bleiben ungeweint, Angstschreie ungeschrieen, Trauer über den Verlust, der bei einem Unfall ja nicht selten zu beklagen ist, bleibt ungefühlt, Wut auf den Verursacher bleibt im Körper stecken.

Auf diese Weise kann ein Mensch nicht gesunden, seine normale Selbstheilung ist blockiert, da im Gehirn immer wieder derselbe Befehl ausgegeben wird wie zum Zeitpunkt der Fragmentierung, was jedes Mal erneut einen Adrenalin- und oder Cortisolschub bewirkt. Dies kann noch Jahre später geschehen, nach irgendeinem Auslöser, der oft unerkannt bleibt. So kommt es, dass die somatischen Beschwerden vom Gehirn weiterhin und dauerhaft ausgelöst werden.

Bei Menschen, die solche Fälle behandeln, stellt sich meist eine unglaubliche Frustration ein, wenn nach Jahren nichts wirkt, oder jemand auf die Behandlung zwar sehr gut anspricht, doch nach Tagen oder manchmal nur Stunden ohne Behandlung wieder in den alten Zustand zurückfällt. Da ist der Verdacht schnell bei der Hand, dass dieser Mensch gar nicht wirklich gesund werden wolle, denn wenn er wirklich wollte, müsste er sich doch entspannen können. Als Fazit kann festgehalten werden:

Wenn eine Neurostressreaktion zeitgleich mit einer körperlichen Verletzung oder einer körperlichen Fehlstellung mit Schmerzen im Gehirn stattfindet, dann bleiben im Gehirn die Schutzbefehle und die Schmerzwahrnehmung an den belasteten Körperstellen bestehen. Der Körper reagiert so, als sei das Ereignis in ihm «gespeichert» und könne nicht heraus.

In einem gewissen Sinne ist das auch so, dass Muskeln, Knochen und Gelenke die Informationen speichern, zusätzlich zum Gehirn, das die Information immer wieder zu den Körperteilen leitet. Wenn der Körper an den betroffenen Stellen erneut belastet oder manipuliert wird, sendet er seine Informationen ans Gehirn. Es entsteht ein neuer somatischer Kreislauf zwischen fragmentiertem Gehirn mit der pendenten Belastungsinformation und dem Körper, von dem es zum Beispiel die Bestätigung erhält: «Achtung Gefahr, Angriff, jemand ‹gefährdet› (zum Beispiel durch Berührung oder Behandlung) die Stelle, die geschützt werden muss» oder auch «Oje, gefährdeter Bereich plötzlich entspannt – Fehler! Sofort beheben –, noch mehr Adrenalin zum Schutz!»

Eine Heilung kann erst erfolgen, wenn das Gehirn aufgehört hat, diese Befehle zu senden.

Wenn ein Mensch zusätzlich belastet oder gar traumatisiert wird, kann das Gehirn keine Trennung oder Zuordnung der erneut ausgeschütteten traumatischen Stresshormone machen, die Schmerzbefehle werden ansteigend erteilt und damit stärker. Unspezifischer Stress verstärkt also bestehende Belastungserinnerungen, verbunden mit mehr Anspannung.

Was ist anders mit der Brainjoin-Methode? Erkenntnisse werden umgesetzt

Grundsätzlich sollte es nach jedem Unfall, nach jedem einschneidenden Ereignis parallel zu jeder somatischen Erstversorgung eine Neurostressabklärung geben. Wenn Kriterien oder Anzeichen aus der Traumasymptomliste festgestellt werden, würde eine möglichst frühzeitige Auflösung einer neurobiologischen Stressfragmentierung mit einer nachgewiesenermaßen wirkungsvollen Methode die somatische Heilung nicht nur aktiv unterstützen, sondern auch erheblich beschleunigen und in vielen Fällen die Entstehung einer Chronifizierung verhindern.

Die Auflösung einer neurobiologischen Stressfragmentierung sollte so früh wie möglich beginnen und denselben Stellenwert erhalten wie die somatische Versorgung.

Geschähe dies, würde eine ganze Reihe von Symptomen überhaupt nicht auftreten. Vielleicht können nur Betroffene wirklich ermessen, welches Leid damit verhindert werden kann.

Eine Rückkehr in den normalen Arbeitsprozess wäre viel schneller möglich, und der negative Kreislauf, wie wir ihn kennen gelernt haben, würde gar nicht erst aktiviert. Auch dies könnte den Betroffenen und ihrem Umfeld viele zusätzliche enttäuschende und leidvolle Erfahrungen ersparen.

Eine wirkungsvolle, zum Standard erhobene Erstversorgung würde eine massive Reduktion der Kosten für die sozialen Sicherungssysteme bedeuten. Überdies dürfte die rigorose Verminderung der unfallbedingten Arbeitsausfallkosten jedes Unternehmen interessieren.

4. Die Brainjoin-Methode in der Anwendung

Coaching – Grundsätzliche Überlegungen zur Ressourcenbildung

In unserer Arbeit hat sich sehr früh gezeigt, dass die eigene Haltung und der Rahmen, in dem die Unterstützung stattfindet, wichtige Voraussetzungen zur erfolgreichen Arbeit mit traumatisierten Menschen bilden, weshalb wir das GKT-(Gewalt-Krise-Trauma-)Konzept entwickelt haben (siehe Horst Kraemer: Das Trauma der Gewalt. München 2003).

In der Arbeit mit Menschen, die durch einen Unfall ein Schleudertrauma erlitten haben, hat sich gezeigt, dass alles, was wir vorher bei traumatisierten Menschen als wichtig erachten, bei ihnen noch viel wichtiger ist. Die Toleranz gegenüber Fehlern bezüglich des äußeren Rahmens der Arbeit ist bei Schleudertrauma-Geschädigten um ein Vielfaches geringer, als dies in unserer Arbeit mit andern Traumata, die infolge Gewalteinwirkung, krimineller Ereignisse oder Naturkatastrophen eingetreten sind, der Fall ist.

Woran liegt das? Unser momentaner Erklärungsstand besagt Folgendes: Menschen, denen etwas zugestoßen ist, was sie selbst in einen Kausalzusammenhang bringen können, sind weit eher bereit, sich selbst als geschädigt zu sehen, sie können eine Ursache mit einer Wirkung verknüpfen. Die Konsequenz: Die Wirkung wird nicht nur von den betroffenen Menschen selbst, sondern auch von den Helfern um sie herum akzeptiert und in die Überlegungen einbezogen – bei allen Zweifeln, die Traumata noch immer auslösen.

Der Betroffene bringt mit einem akzeptierbaren Erklärungsmodell sich selbst Verständnis entgegen und ist viel empfänglicher dafür, dass er sich Unterstützung suchen sollte.

Wenn ein betroffener Mensch den kausalen Zusammenhang zwischen dem Ereignis und der daraus entstandenen Wirkung nicht versteht, entstehen immer Zweifel, die sich zu einer großen Unsicherheit verdichten, die in jeder Behandlungspraxis so augenfällig sind. Wenn auch dort kein Erklärungsmodell vorhanden ist und die angewandten Methoden keinen Erfolg zeitigen, nimmt die Unsicherheit zu.

Das hat zur Konsequenz, dass die betroffene Person sich jemandem anvertrauen will und soll, aber gegen innere Zweifel kämpft. Das Vertrauen in die Wirkungsmöglichkeiten des Behandlers ist nicht gegeben. Die Situation wird dadurch erschwert, dass sowohl der Behandler wie der Betroffene auf der bewussten Ebene diesen Vorgang nicht wahrnehmen, da ja ersichtlich alle Beteiligten von dem guten Willen, dem entsprechenden Einsatz und den gemachten Erfahrungen überzeugt sind. Eine Therapie hat es also immer mit drei Beteiligten zu tun: dem Behandler, dem Patienten und der unbewussten Abwehr von beiden.

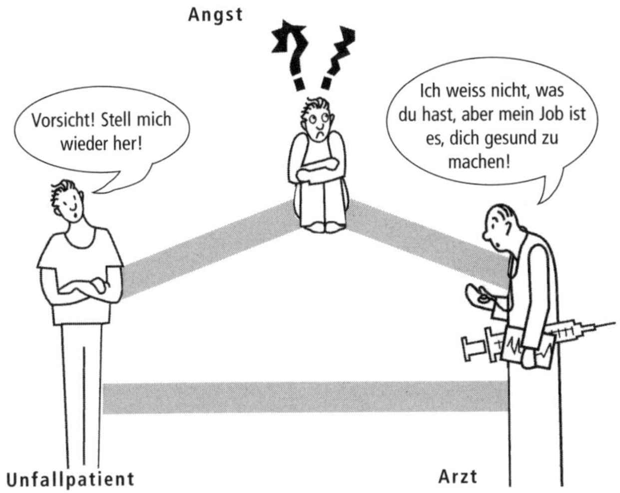
Angst
Vorsicht! Stell mich wieder her!
Ich weiss nicht, was du hast, aber mein Job ist es, dich gesund zu machen!
Unfallpatient
Arzt

Abbildung 6: Das unbewusste Schutzdreieck: Angst schafft Vorsicht und Schutz durch nicht wirklich einlassen.

Für einen Betroffenen mit chronifiziertem Schleudertrauma ist also ein kausaler Zusammenhang – der wenigstens eine Erklärung wäre – nicht herzustellen, und die Unsicherheit ist groß. In diesem Zustand erscheint er mit schlimmen, zum Teil unerträglichen Schmerzen beim Behandler, kann dessen Ausführungen kaum folgen, weil sein Aufmerksamkeits-Level massiv eingeschränkt ist. Kein Wunder, wenn er hochsensibel und emotional auf die Eindrücke reagiert. Der Behandler kann nicht erkennen, was in seinem Patienten wirklich vor sich geht, denn sehr oft hat er es mit einer Maske zu tun.

Vielleicht der entscheidenste Faktor, den es in einem therapeutischen Rahmen zu beachten gibt, ist das grundsätzliche Selbstverständnis, das Patient und Behandler oder Behandlerin von sich mitbringen. Denn dieses Selbstverständnis bildet die komplexe psychologische Grundlage, auf der eine Therapie überhaupt erst entstehen kann.

Grundsätzlich werden mit dem Begriff Therapie zwei Dinge verbunden: erstens krank sein und zweitens gesund machen.

Es besteht immer ein Gefälle von einem Gesundmachenden zu einem Kranken, es ist eine hierarchische Beziehung, die darauf aufbaut, dass es immer einen hilfsbedürftigen Menschen und einen Helfer gibt, der sich als Experte für das Gesundwerden empfindet, eine Zuweisung, die selbstverständlich vom Hilfesuchenden geteilt wird.

Diese Grundhaltung prägt die Helferberufe, egal ob Arzt, Psychotherapeut, Physiotherapeut oder Komplementärtherapeut. Sie alle haben in ihrer jahrelangen Berufssozialisation viele Heilungsmethoden gelernt und ein Berufsselbstverständnis entwickelt, dass es ihre Aufgabe sei, anderen Menschen zu helfen und Krankheiten zu heilen. Die Erwartungshaltung eines durchschnittlichen Patienten ergänzt dieses Bild hundertprozentig: Ich bin krank – und du, mach mich bitte gesund. Und das, bitte schön nicht selten, ohne dass ich mich als Patient an der Heilung beteiligen muss.

Ich bin krank – und du, mach mich gesund

Was bedeutet das für den Patienten? Nicht mehr und nicht weniger, als dass sich bei diesem Setting die genau gleiche Dynamik abspielt wie beim Leid verursachenden Ereignis, das in diesem Sinne in einer gewissen Weise wiederholt wird. Genauer: Der Patient liefert sich der Behandlung des Therapeuten aus, er fühlt sich ausgeliefert, genau wie damals beim Unfall. Er gibt einen

Teil oder gar die gesamte Selbstverantwortung und Selbststeuerung auf. Er begibt sich in ein Abhängigkeitsverhältnis, bei dem er sich ohnmächtig und ausgeliefert fühlt. Egal wie gut gemeint und wie einfühlend ein Behandler oder eine Behandlerin mit einem Patienten umgeht, allein die Vorstellung, dass da jemand ist, der etwas weiß, was er, der Patient, nicht weiß, dass da jemand bestimmt, was für ihn gut ist, der jetzt etwas mit ihm macht, was er nicht beeinflussen kann, erzeugt ein Wiederholungserlebnis dessen, was beim traumatischen Ereignis geschehen ist. Nämlich Folgendes: Es geschieht etwas, auf das ich keine Einflussmöglichkeit habe, etwas, was ich nicht steuern oder kontrollieren kann, etwas, was mich möglicherweise an Leib und Leben, in meiner körperlichen Integrität bedroht.

In der Traumasprache: Es findet aufgrund des Settings eine Re-Inszenierung des Traumas statt. Aus der Traumaforschung wissen wir, dass ein Mensch in einem nicht aufgelösten traumatischen Zustand jede weitere Belastung kumuliert und als nicht verarbeitet im Gehirn erhalten bleibt.

Im Klartext heißt dies: Die Neurostressfragmentierung wird durch weitere Fragmentierungen verstärkt. Genau das Gegenteil dessen, was geschehen müsste, um eine Heilung einzuleiten: Die Fragmentierung bleibt erhalten und durch diese Art der Behandlung werden die Stresshormone immer wieder aufs Neue auf ein hohes Mass getrieben. Der dringend nötige Stressabbau – also eine Reduktion von Adrenalin und vor allem Cortisol – findet nicht nur nicht statt, sondern wird im Gegenteil weiterhin auf einem hohen Level gehalten.

Wenn dem Betroffenen in diesem Zustand auch noch eine Halskrause verordnet oder der Körper an den schmerzenden

Stellen massiert oder manipuliert wird, erzeugt dies neurobiologisch eine fatale Wirkung: Die Stressfragmente werden nicht nur zu den alten körperlichen Belastungen kumuliert, sondern künftig auch noch mit neuen körperlichen Belastungen, Dehnungen und Fixationen in Verbindung gebracht. Im Gehirn zündet ein wahres Feuerwerk von Fehlinformationen, die pausenlos Signale aussenden.

Als Nebeneffekt der therapeutischen Bemühungen wird die Ursache dessen, was die Beschwerden erzeugt, verstärkt.

Dies geschieht einerseits in einer Aufrechterhaltung oder gar Verstärkung des Stresszustandes und andererseits mit der Bildung von neuen neurobiologischen Stressfragmenten.

Die stressfragmentierte Speicherung

Wie funktioniert nun diese stressfragmentierte Speicherung? Wir versuchen, das Zusammenspiel von Hirnimpulsgebung und Körperreaktion spielerisch zu beschreiben.

Man stelle sich das so vor: Im Gehirn ist zum Zeitpunkt des Unfalls der Befehl gespeichert und funkt noch tagelang zum Körper: Gefahr! Halsmuskel zusammenziehen – Wirbelsäule vor Durchbrechen schützen! Blutgefässe im Kopf zusammenziehen, vor Auslaufen bei Verletzung schützen! Magen zusammenziehen, da Überlebenskampf!

Diese Signale sendet das Gehirn munter weiter, und solange die Stresshormone hoch sind, werden die Signale häufig gesendet. Mit der Abnahme der Stresshormone nehmen auch die Signale ab, aber jedes Mal, wenn die Hormone steigen, steigen auch die Impulse – mit der Zunahme der damit verbundenen Symptome. In dem oben beschriebenen Behandlungssetting geschieht Folgendes: Zuerst steigen die Stresshormone, folglich auch die Signale des Gehirns an den Körper. Als Zweites kommen nun neue Signale dazu, die man sich folgendermaßen vorstellen kann: Wenn eine Halskrause angelegt wird, meldet das Gehirn an den Bewegungsapparat: «Kopf nicht nach rechts oder links drehen.» «Gefahr, Nacken- und Halsmuskeln noch fester, es reicht nicht.» «Magen; bleib wie du bist: schön klein, ja keine Nahrung aufnehmen.» Craniosakral: «Vorsicht, auch zarte Bewegungen sind gefährlich.»

Kumulierte Stressfragmentierung

Das Dumme an der fragmentierten Speicherung ist, dass diese Fragmente so lange erhalten und somit wirksam bleiben, bis diese im Gehirn verarbeitet sind. Werden sie nicht verarbeitet, können diese Befehle aus dem Gehirn jederzeit unaufgefordert und überfallartig auftauchen, vielfach in einer Situation, wo sich irgendeine Form von Stress bildet.

Das folgende Beispiel soll zeigen, wie die fragmentierte Stressspeicherung bei einem jungen Mann sich körperlich auswirkt, auf seine Leistungsmöglichkeit Einfluss nimmt, ohne dass dies in direktem Zusammenhang gesehen werden kann.

Beispiel Kolja

Der 16-jährige Kolja hatte einen Sturz mit dem Mofa auf einem Waldweg zu verkraften, außer einem aufgeschlagenen Knie und zwei Beulen an seinem Fahrzeug ist nichts geschehen. Aber er wurde anschließend launischer und hatte in der Schule immer mehr Stress. Besonders vor Klausuren klagte er unter starken Schmerzen in den Schultern und Verspannungen am Nacken. Wenn die Arbeit geschrieben war, ließen die Schmerzen innerhalb der nächsten zwei Tage stark nach, wenn er sich aber über irgendetwas ärgerte oder sonst etwas ihn belastete, stiegen die Schmerzen wieder an.

Nach einem halben Jahr hatte er das schon als normal eingestuft. Die schulischen Leistungen – er besuchte die 11. Klasse des Gymnasiums – verschlechterten sich, er war es gewöhnt, lauter Einsen oder höchstens mal eine Zwei zu schreiben. Und jetzt sollte er sich an eine Drei oder Vier gewöhnen?

An den Mofaunfall dachte zu diesem Zeitpunkt niemand mehr. Ein Zufall hat uns in Kontakt gebracht ... Kolja ließ sich auf das Experiment ein, den Mofaunfall, der bei einem ausführlichen Gespräch zufällig zur Sprache kam, zu bearbeiten und aufzulösen. Mit welchem Ergebnis? Die Schulterschmerzen und Nackenverspannungen verschwanden gänzlich, auch bei Klassenarbeiten kamen diese nicht mehr vor. Die Leistungen stiegen wieder rapide an. Kolja war wieder voll da und begeistert von seiner Coachingarbeit.

Immer dann, wenn ein Beratungs- oder Behandlungssetting die Selbstbestimmung eines Menschen mit Neurostressfragmentierung einschränkt, geschehen oft ungewollte neurobiologische Wiederholungen des schädigenden Vorgangs auf biochemischer Basis. Die beabsichtigten positiven therapeutischen Wirkungen werden durch die ungewollten Fragmentierungskumulationen neutralisiert und durch schädigende Wirkungen ersetzt.

Die Behandlungen machen das Schlimme nur schlimmer.

Beachten sollten wir auch, dass es zur Einstellung unserer Zeit passt, wenn die Verantwortung zur Genesung an jemanden abgegeben werden kann. Dies wird unterstützt durch eine weit verbreitete Konsumhaltung. Diese nützt jedoch bei Schleudertrauma nichts.

Denn: Schleudertrauma ist keine Krankheit und man kann nicht von jemandem gesund gemacht werden. Die Auswirkungen der Neurostressfragmentierung als Folge eines Unfalls kann nicht anhand einer Symptombehandlung behoben werden. Das Übel muss an der Wurzel angegangen werden, und das kann nur der Betroffene selbst tun. Kein Arzt, kein Therapeut und auch kein Coach auf dieser Welt kann dies für einen betroffenen Menschen tun.

Trotzdem braucht ein betroffener Mensch eine kompetente Begleitung, jemanden, der sich mit der Materie auskennt, nicht in die oben geschilderten Fallen tappt und nicht Teil einer Schädigungsmaschinerie wird.

Dieser Herausforderung haben wir uns gestellt und sind uns nach etlichen Überlegungen und Versuchen unserer Forschergruppe sicher geworden, dass unsere Methode nur wirksam sein kann, wenn wir in der Settingsfrage all diese Punkte berücksichtigen und möglichst optimale Voraussetzungen schaffen.

Unser Verständnis von Coaching

Eine Frage wollten wir schon vor Beginn unserer Arbeit geklärt haben: Wenn unsere Arbeit keine Therapie sein kann, was ist sie dann?

Nach reiflicher Überlegung haben wir uns für den Coaching-Begriff entschieden. Zum einen, weil jeder Mensch, der eine außergewöhnliche Leistung vollbringen will, sei das im Sport oder im Geschäftsleben, ohne Coach, der als Begleiter, Ansporner, Trainer fungiert, nicht auskommt. Und ein Schleudertrauma loszuwerden – sich also nicht damit abzufinden und sich darin einzurichten, sondern wirklich loszuwerden –, ist durchaus eine außergewöhnliche Leistung.

Auch der Coach ist nicht einfach ein Trainer, sondern ein gut ausgebildeter Spezialist in Sachen Gewalt–Krise–Trauma. Um seine spezifische Funktion deutlich werden zu lassen, haben wir aus den drei obigen Worten das Akronym GKT geprägt und nennen ihn demzufolge GKT-Coach.*

Ein GKT-Coach ist ein Begleiter, ein Experte darin, die individuelle Leistungsmöglichkeit eines Menschen zu erkennen, sie zur Entfaltung zu bringen und zu fördern. Ein Coach ist Wachstumsexperte, ein Spezialist darin, Menschen bei ihrem persönlichen Wachstum zu unterstützen, sie herauszufordern und anzuspornen. Ein Coach hat keine Patienten. Er hat Kunden, die ihm gleichberechtigt und Auftragsverhältnis entgegentreten. Der Coach macht niemanden gesund, er hilft zur Selbsthilfe und kennt Methoden und Techniken, die er seinen Kunden vermittelt und mit diesen einübt. Und ein GKT-Coach ist spezialisiert auf Stressabbau und Stressbearbeitungsmethoden, die eine kompetente Begleitung der Kunden bei der Auflösung der Neurobiologischen Stressfragmentierung ermöglichen.

Ganz wichtig ist für uns, dass ein Setting von Selbstbestim-

* GTK-Coach®wird man nach 2½ Jahren Ausbildung; Infos über www.ipas-inst.ch

mung und Wahlfreiheit für den Kunden konsequent eingehalten wird. Eine Wiederholung des Ohnmachts- und Abhängigkeitsgefühls wie beim verursachenden Ereignis gilt es unter allen Umständen zu vermeiden. Dazu ist es nötig, die Selbstbestimmung des betroffenen Menschen langsam wieder aufzubauen, denn die Störung dieser Selbstbestimmung ist ein Teil der Leidensursache.

Also haben wir uns dazu entschieden, konsequent von einem Coaching-Verhältnis auszugehen und dabei streng die individuellen Lösungen, die jeder einzelne Kunde in sich trägt, zu verfolgen. Denn im Laufe unserer Arbeit hat sich bestätigt, dass es keine generalisierbaren Lösungen gibt – kein Weg aus einem Schleudertrauma ist gleich.

Eine besondere Herausforderung ist es, dass wir unsere Methoden jedem Menschen individuell anpassen müssen. Und das geht nur, indem der Coach als Grundhaltung akzeptiert, dass der einzig wirkliche Experte über den Kunden und seinen individuellen Weg aus dem Schleudertrauma der Kunde selbst ist. Der Coach unterstützt nur das Expertenbewusstsein des Kunden. Jeder Kunde trägt seine ureigensten Lösungen in sich, der Coach hilft, sie zu finden und nutzbar zu machen. Diese Grundhaltung benötigt besonders von therapeutisch vorgebildeten Coachs – wie wir Verfasser dieses Buches selbst welche sind – eine gewaltige Umstellung. Passen doch allzu oft unsere Konzepte bei aller Erprobtheit nicht auf das, was unser Kunde gerade braucht oder will, oder auf das, was nötig wäre. Gefragt ist eine große Kreativität, unsere eigenen Vorstellungen und die Möglichkeiten und Erfordernisse der Kunden zusammenzubringen.

Das braucht ein Mensch mit Schleudertrauma:

1. Es handelt sich bei der Ursache nicht um eine Krankheit, sondern um eine normale Stressreaktion, die es aufzulösen gilt.
2. Nur die Symptome, nicht die Ursache des Ganzen, können sich als Krankheiten entwickeln, die dann ein komplexes Störungs- und gegebenenfalls Krankheitsbild zeigen.
3. Nur der Betroffene kann sich helfen, niemand außer ihm oder ihr selbst kann sich aus der Situation befreien.
4. Die Neurostressfragmentierung braucht ein aktives, vom Kunden selbst gewähltes Setting, bei dem er bestimmen kann, was er tut und was nicht. Der Kunde ist Kunde und kein Patient. Er ist Auftraggeber für eine Begleitung.
5. Der Kunde betrachtet sich als Kunde und hat jederzeit die Wahlmöglichkeit, er kann zu Angeboten, die ihm gemacht werden, Ja oder Nein sagen.
6. Ein Coach steht als Begleiter, Berater und Trainer zur Verfügung. Der Coach stützt sich bei seiner Begleitung auf das «Expertenwissen» des Klienten bei allen den Kunden betreffenden Angelegenheiten.
7. Der Coach kennt Methoden und Techniken, die Entlastungen schaffen. Diese wird er dem betroffenen Menschen anbieten und auf Wunsch mit ihm trainieren. Wir nennen ihre Summe «Neuroimagination».*
8. Der Zugriff zu den persönlichen Ressourcen des betroffenen Menschen wird so weit als möglich wieder hergestellt.

* Neuroimagination® ist eine Methode, die zum Schutz vor schädigender Anwendung nur nach Ausbildung und Prüfung angewandt werden darf. Info und Schutzbedingungen über www.ipas-inst.ch

Eine Unsicherheit tragen viele Betroffene mit sich herum, die Frage nämlich, was sie eigentlich haben. «Wie kann man nennen, worunter ich so leide?»

Herr Q. drückte das in einer Coaching-Sitzung so aus: «Wenn ich doch nur wüsste, wie das heißt, was ich da habe. Wenn ich begreifen würde, könnte ich mich vielleicht damit abfinden. Ständig soll ich meinen Freunden und Bekannten erklären, was mit mir los ist – und ich kann es nicht. Es ist zum Verzweifeln.»

Unfallopfer sind nicht psychisch krank!

Unsere Erklärung, dass es sich um einen psychotraumatischen Vorgang auf biochemischer Basis handelt, haben wir in diesem Zusammenhang hundertfach anzubringen versucht, doch nur wenig Beruhigung und noch weniger Verständnis bei unseren Kunden hervorgerufen. Warum?

Trauma heißt schlicht Verletzung und wird als Begriff von der Chirurgie schon sehr lange benutzt. Der Begriff Psychotrauma ist entstanden, um dieses von der mechanischen Verletzung körperlicher Organe zu unterscheiden und gleichzeitig deutlich zu machen, dass es sich um eine von außen hinzugefügte Verletzung der betroffenen Person handelt. Dabei werden Beobachtungen und Erkenntnisse unterschiedlichster wissenschaftlicher Disziplinen, der Medizin, Psychologie, Psychosomatik und Soziologie, unter dem Begriff Psychotraumatologie zusammengefasst. Je nach Kontext erscheint Psychotrauma als ein Begriff, der in unserer Gesellschaft wie in der Fachwelt mit sehr vielen Phänomenen verknüpft wird. Übereinstimmung besteht in der Annahme, dass ein traumatisierendes Ereignis erstens als enorm groß und existenziell bedrohlich erlebt werden und zweitens unerwartet über den Betroffenen hereinbrechen muss.

Betroffene sind in der Regel überrascht, dass jenes Ereignis auslösend für die beklagten Folgen sein soll. Ihnen ist unbegreiflich, dass die eigene Kraft und Stabilität, die man als selbstverständlich erachtet, auf die man sich stets verlassen hat, nun versagt. Daher kann aus der Sicht der Betroffenen das größte Ereignis nicht groß genug sein, um diese Veränderung zu rechtfertigen. Eigentlich wünschen wir Menschen uns wohl und erwarten es insgeheim, dass wir alles aushalten. Unglaublich ist, wenn die eigene Psyche, der man ja lange vertraut und die einem eine sichere Lebensbasis beschert hat, zusammenklappt.

In vielen Gesprächen mit Menschen aus Rettungsdiensten, mit Ersthelfern wie Polizei und Notärztinnen wurden uns die quälenden Fragen gestellt: «Warum dieses Mal? Ich habe doch schon so viele, oft viel schlimmere Einsätze weggesteckt ... Und jetzt ein kleiner Verkehrsunfall? Das kann ja gar nicht sein.»

Unattraktiv und unglücklich ist, dass beim Begriff Psychotrauma der Begriff Psyche sofort ins Auge springt und Aufmerksamkeit erheischt. Die begriffliche Nähe zur psychischen Erkrankung wirkt bedrohlich.

Es ist üblich, dass mit dem Begriff Psychotraumatisierung eine Verwechslung stattfindet, und so hören Menschen, wenn sie aufgefordert werden, in eine Psychotherapie zu gehen oder sich nach einem Verkehrsunfall einer Psychotraumabehandlung zu unterziehen: «Du hast ein psychisches Problem.» Was im Verständnis vieler Adressaten so viel heißt wie: «Du bist verrückt.»

Was verbinden Schleudertrauma-Betroffene damit, wenn sie so etwas zu hören bekommen? Möglicherweise dies: «Ich soll eine

Veranlagung zum Verrücktsein in mir getragen haben, dass durch ein so geringes Ereignis wie diesen Verkehrsunfall meine offenbar psychisch instabile Persönlichkeit zusammengebrochen ist.» Oder noch krasser: «War ich latent verrückt und bin es jetzt?»

Kein Wunder, dass sich die betroffenen Menschen mit Händen und Füßen gegen ein solches Erklärungsmodell wehren und den entsprechenden Behandlungen entziehen.

Die Ursache von Schleudertrauma ist kein psychischer Soft-Fact, sondern ein neurobiologischer Hard-Fact, eben die Neurostressfragmentierung (NSF).

Doch all dies hat mit dem, was neurobiologisch als Ursache geschieht, nichts zu tun. Damit der Verwechslung von neurobiologischer Stressfragmentierung mit psychischer Krankheit etwas entgegengesetzt werden kann, haben wir versucht, einen Namen zu finden, der der Verwechslung entgegenwirkt und beschreibt, was eigentlich genau zu den katastrophalen Auswirkungen führt. So haben wir uns in unserem Forscherteam auf den Begriff, der auf den letzten Seiten bereits intensiv als Instrument eingesetzt wurde, geeinigt, nämlich auf «Neurostressfragmentierung» (NSF).

Diese NSF kann unter gewissen Umständen jedem Menschen geschehen, vergleichbar mit einem Knochen, der bei einer gewissen Belastung bricht oder nicht, ohne dass derjenige, dem die Knochen gehören, einen Einfluss darauf hat.

Wie bereits beschrieben, ist diese Stressfragmentierung eine ganz normale Reaktion auf ein unnormales, vom betroffenen Menschen individuell wahrgenommenes Ereignis. Und ab einer gewissen Intensität der Fragmentierungsspeicherung ist der Betroffene darauf angewiesen, dass die fragmentierte Speicherung – der Memory-Effekt – aufgehoben wird. Dazu braucht es eine entsprechende professionelle, spezialisierte Hilfe, die für all die in diesem Kapitel genannten Themen und Schwierigkeiten Lösungen anzubieten hat. Diesem Anspruch versuchen wir in unserem Unfallverarbeitungscoaching gerecht zu werden.

Zusammenfassung zum Brainjoin-Unfallverarbeitungscoaching

1. Unser Unfallverarbeitungscoaching hat ein nachvollziehbares Erklärungsmodell mit einem entsprechenden Namen.
2. Der Name erklärt den Zustand und benennt die Ursache der Symptome.
3. Das Setting ist konsequent auf die gesunden Anteile, die gefördert werden, ausgerichtet. Selbstbestimmung und Wahlfreiheit ist oberstes Gebot.
4. Der betroffene Mensch ist Kunde und Auftraggeber (und kein Patient), seine Selbstbestimmung wird im Coaching intensiv gestärkt und an einer permanenten Wahlfreiheit festgemacht.
5. Die vorhandenen Ressourcen des Kunden werden ganzheitlich und konsequent genutzt und gestärkt.
6. Die Stressfragmentierungen werden mit der nachvollziehbaren und erforschten Methode Neuroimagination aufgelöst.
7. Das Coaching findet im Team von speziell in den Methoden ausgebildeten Mitgliedern statt.
8. Das Setting richtet sich in Bezug auf Intervalle und Intensität an den persönlichen Bedürfnissen der einzelnen Kunden aus.

All diese Faktoren sind wichtig, damit ein Unfallverarbeitungscoaching maximalen Erfolg erreichen kann. Wird nur ein Faktor vernachlässigt oder ausgelassen, ist der Erfolg gefährdet.

Übrigens: Wenn man eine Neurostressfragmentierung behandelt, als sei dies eine psychische Erkrankung, erschafft man dadurch leicht eine psychische Erkrankung bei dem entsprechenden Menschen.

Diese Krankheit kostet dann viel Geld, wie nicht nur die ständig steigenden Behandlungskosten in Deutschland und der Schweiz zeigen, sondern auch die rapide Zunahme der Invalidisierungsberentungen aufgrund von psychischen Erkrankungen.

Ablauf des Unfallverarbeitungscoachings

Stressabbau mit Neuroimagination*

Je länger das traumatische Ereignis zurückliegt und die damit einsetzende Abwärtsspirale andauert, desto mehr Zeit braucht der notwendige Vorlauf zur eigentlichen Auflösungsarbeit. Denn außer dem Ereignis hat die betroffene Person noch vieles zu verkraften: die Irritation, die Demütigung, den Hoffnungsverlust, das Arrangieren mit den Vor- und Nachteilen des Krankseins, die großen Enttäuschungen von Menschen, die für den Betroffenen mit Hoffnungen besetzt waren – Partner, Familie, Freunde, Ärzte, Therapeuten, Versicherungen, Kollegen, Vorgesetzte …

Die nach dem traumatisierenden Ereignis einsetzenden Bewältigungs- und Anpassungsleistungen, die ein Betroffener vornimmt, wären schon für sich genommen geeignet, körperliche und seelische Beeinträchtigungen und Schäden zu verursachen.

Es liegt auf der Hand, wie wichtig es ist, die Belastungen der

* Neuroimagination ist als Warenzeichen registriert.

betroffenen Person so schnell wie möglich zu reduzieren. Dazu trägt das Unfallverarbeitungscoaching auf vielfache Weise bei.

Neben den im Folgenden beschriebenen Schritten werden gemeinsam mit dem gestressten Kunden Bereiche reguliert, die derzeit zusätzliche Stressfaktoren sind. Da wurden schon Arbeitszeiten reduziert, Kinderbetreuung oder Haushaltshilfen engagiert, Aufenthalte in Abgeschiedenheit organisiert und ähnliches eingeleitet. Allmählich wird die jeweilige Person wieder mehr und mehr in der Lage sein, die Dinge, die ihr in ihrem Lebensentwurf wichtig sind, selbst zu erledigen.

Im Folgenden erlernen die Betroffenen die Techniken der Neuroimagination, ein sehr wirkungsvolles Instrument, mit dem sie ihre Stimmungen, ihre Gedanken, ihr Fühlen und Handeln steuern können. Wie das funktioniert? Ungefähr folgendermaßen:

Beispiel für eine Neuroimaginationsübung

- Vielleicht denken Sie jetzt einmal an ein besonders lustiges Ereignis der Vergangenheit. Malen Sie sich die Szene aus. Wer war dabei? Wie sahen die Menschen aus, wie haben Sie sich gefühlt, als Sie so herzhaft gelacht haben? Spüren Sie beim Ausmalen dieser lustigen Szene etwas von der Heiterkeit? Vielleicht in Ihrem Gesicht? In Ihrer Brust? An Ihrer Stimmung?
- Was passiert, wenn Sie jetzt an jene Person denken, über die Sie sich zuletzt ganz intensiv geärgert haben? Spüren Sie etwas von dem ärgerlichen Gefühl? Im Moment vielleicht nur ganz schwach, aber, ist es anders als vorher?

Ausgelöst durch unsere Gedanken werden entsprechende Hormone ausgeschüttet, die die passenden Einstellungen der Muskulatur, der Herzfrequenz, der Atmung und so weiter veranlassen. Letztlich ist das Gefühl, das wir spüren, nur das Ergebnis eines Hormon-Mixes, das Resultat der Reaktionen des Körpers – über Muskeln, Herz-Kreislauf-System und Atmung – auf unsere Gedanken. Der Körper liest diese Zustände ab und interpretiert sie. So spüren wir uns.

So treffen wir auch Entscheidungen. Wir vergleichen das Gefühl beim Gedanken A mit dem Gefühl beim Gedanken B und entscheiden uns für das angenehmere Gefühl und verfolgen die dazugehörigen Handlungsschritte. Zwischen Gedanken und Gefühlen besteht eine enge Wechselwirkung. Die Gedanken bestimmen die Haltung des Körpers und auch die Haltung des Körpers bestimmt auf umgekehrtem Weg die Gedanken, in einem steten Wechselspiel.

Auch dazu ein kleines Experiment:

Strecken Sie die Arme nach oben aus, schauen Sie zur Decke, atmen Sie tief ein, ziehen Sie die Mundwinkel so weit zu den Ohren, wie irgend möglich. Und sagen Sie dann laut: «Ich bin gerade sehr traurig.» Meist führt diese Übung zu Heiterkeit, weil uns deutlich wird, welche Stimmung und Haltung zusammenpassen und welche nicht.

Zurück zur Neuroimagination: Mit einer recht einfachen Übung zur abwechselnden Stimulation beider Hirnhälften und einer zwerchfellbeteiligten Atmung, die Einfluss auf das vagotone Nervensystem nimmt und zu einer Beruhigung und Entspannung beiträgt, wird eine geeignete Grundstimmung hergestellt. Weiter macht sich diese Technik das gerade geschilderte Grundprinzip zunutze und bewirkt durch ausgewählte und besonders leicht abrufbare innere Bilder die Erzeugung bestimmter gewünschter Stimmungen.

Dadurch versetzt sich die Person in die Lage, zwischen Stimmungen und Gefühlen willentlich und aktiv zu wechseln. Erhält eine Person etwa einen ärgerlichen Anranzer, kann sie sich blitzschnell entscheiden, ihrer typischen Reaktion auf Ärger freien Lauf zu lassen oder stattdessen in einer gewählten Stimmung zu reagieren. Sie kann wählen, sich von einer traurigen Stimmung ergreifen zu lassen oder sich bewusst dagegen zu entscheiden, oder einfach nur den selbst gewählten Zeitpunkt bestimmen. Auch hilft die Methode, Dinge zu tun, die wir zwar wünschenswert finden, zu denen wir uns aber sonst nur schwer oder gar nicht überwinden können. Diese Fertigkeit ist im Alltag oft sehr nützlich und erleichtert viele Situationen.

Diese gedankliche Steuerung der Hormonlage wird besonders aktiv durch eine gleichzeitige, selbstaktivierte Rechts-links-Stimulation beider Hirnhälften. Wie wird das erreicht? Ganz einfach durch ein rhythmisches Aufeinandertippen von Zeigefinger und Daumen, abwechselnd rechte und linke Hand, während gleichzeitig das tiefe Durchatmen in den Bauch durchgeführt wird. Mit einer gewissen Fertigkeit kann diese Übung mit Hilfe eines ausgebildeten Coachs auch in einer Tiefenentspannung durchgeführt werden. Auf diese Weise kann die Neuroimagination ihre volle Wirksamkeit entfalten. Auch Manager, Sportler oder Schulkinder machen sich seit neuestem die Technik der Neuroimagination mit Erfolg zunutze.

Die Neuroimagination leistet einen enormen Beitrag zur Reduktion der alltäglichen Belastung und ist eine wichtige Vorbereitung für die spätere Verarbeitung des auslösenden Ereignisses.

Phasen des Unfallverarbeitungscoachings (UVC)

Motivationsphase

Als erster Schritt erfolgt eine Phase der Ermutigung. Es geschieht nicht selten, dass Menschen zwar mit der schwachen Hoffnung kommen, diese neue Station könne das Leiden beenden. Aber nach so zahlreichen Erfahrungen, was alles nicht geholfen hat, und den zahllosen Erklärungen und «Beweisen», die jeder einzelne gescheiterte Versuch mitliefert, fehlen manchmal die Kraft und der Glaube daran, dass doch noch etwas zu machen sei.

Nun ist es jedoch so, dass eine Entwicklung nur einsetzen kann, wenn ein inneres Bild von dem existiert, was erreicht werden soll.

Die inneren Bilder bestimmen die Wahrnehmung, das Fühlen, Denken und Handeln. Bei manchen Menschen erzeugt in der Anfangsphase des Unfallverarbeitungschoachings allein der Gedanke an eine schmerzfreie Situation eine solche Sehnsucht, dermaßen schmerzhafte Verlustgefühle, dass eine depressive Stimmung einsetzt.

Die Gedanken an Schmerzen und Nachteile der jetzigen Lebenssituation lösen gleichermaßen trübe Stimmungen aus. So gibt es irgendwann keine Gedanken und Bilder mehr, die nicht traurig machen. Aus dieser Situation herauszuführen, vorsichtig und mit Bedacht geeignete Bilder zu finden und zu entwickeln, die einen Anfang, ein bisschen Hoffnung und Aufhellung erlauben, ist Aufgabe von Coach und Kunde in der so genannten Motivationsphase.

Ein weiteres Phänomen bildet in dieser Phase eine Herausforderung: Die betroffene Person hat in vielerlei Hinsicht Verunsicherung erlebt. Davon kann sie nicht noch mehr gebrauchen. Andererseits steht sie jetzt am Anfang einer Entwicklung. Doch die ist nur möglich, wenn sie auch bereit ist, Altes hinter sich zu lassen. Etwas Vertrautes zu verabschieden, auch wenn es vielleicht gar nicht so nützlich oder angenehm war, ist eine Veränderung. Jede Veränderung ist immer auch verbunden mit Loslassen und Risiko. Dazu muss sich die Person am Beginn eines Weges manchmal erst durchringen.

Stabilisierungsphase

In dieser ersten Zeit und der folgenden Stabilisierungsphase beginnt auch eine Coach-Kunden-Beziehung, die verlässlich, vertrauensstiftend und belastbar ist.

Die Menschen, die das Instrument der Neuroimagination eines Unfallverarbeitungschoachings erlernen, sind in der Stabilisierungsphase häufig besonders dankbar dafür, herausfordernden Situationen und Belastungen nicht einfach ausgeliefert zu sein, sondern die Steuerung in die eigene Hand zu nehmen und ihre Beziehungen und Lebenssituationen stärker nach ihren eigenen Vorstellungen zu gestalten.

Den beklagten Schmerzen und Befindlichkeitsstörungen lernen die Betroffenen mit individuell entwickelten Übungen entgegenzuwirken, die ihnen zunächst helfen, sich besser zu fühlen, bis die ursächliche Verarbeitung greifen kann. Erstmals wird dem Gefühl, einer inneren Situation hilflos ausgeliefert zu sein, etwas Neues entgegengehalten. Die mit dem Unfall begonnene Ohnmacht und Abhängigkeit wird aufgeweicht.

So verbessert sich das allgemeine Befinden in dieser Zeit

meist, die kleine Hoffnungsflamme bekommt echte Nahrung und wird zur wirklichen Hoffnung durch das eigene Erleben. Mut und Zuversicht kommen zurück und bilden die Grundlage für die nächste Phase.

Verarbeitungs- und Auflösungsphase

Für die anschließende Verarbeitungsphase ist die sichere Handhabung der Neuroimagination und damit der willentliche und bewusste Wechsel zwischen Gefühlen – wie in der Selbststeuerungsphase erlernt – Vorrausetzung.

In der Phase der Verarbeitung der traumatischen Erlebnisse erinnern sich die Betroffenen an das oder die Ereignisse in einem geschützten Rahmen. Um dies zu gewährleisten, wird eine zweite Grundvoraussetzung geschaffen: Es wird eine bestimmte distanzierte Betrachtungsweise der eigenen Person trainiert. Die Person lernt, sich selbst von außen zu betrachten. Fachleute sprechen hier von einer Dissoziation.

An dieser Stelle können sich die Betroffenen noch einmal entscheiden, ob sich ihre Situation durch das stabilisierende Coaching schon so weit verbessert hat, dass es bereits zufriedenstellend ist, oder ob sich die Person mit den ursächlichen Ereignissen beschäftigen möchte, um das Ereignis hirnphysiologisch wirklich aufzulösen und endgültig abzuschließen.

Mit den bisher erarbeiteten Techniken werden die relevanten Ereignisse in der Verarbeitung erinnert und geschildert. Mit verschiedenen Hilfsmitteln unterstützt der Coach den Kunden dabei, ein komplettes Erinnerungsbild zu erstellen, in dem alle Wahrnehmungen und Sinneseindrücke zusammengefügt werden. Dies gelingt mit entsprechenden Hilfen viel weitgehender, als die meisten Personen zuerst vermuten, da sie typischerweise Erinnerungslücken haben.

Die notwendige Dissoziation wird erleichtert mit der so genannten «Videofilm-Technik». Die eigenen Erlebnisse werden betrachtet mit der Vorstellung, einen Videofilm zu beschreiben, in dem man dem Menschen, der man in dem Unfall war, zuschaut, wie ihm die verschiedenen Dinge widerfahren. Im Gegensatz zur wirklichen Situation kann der Betrachter sich bei diesem Erinnern innerlich distanzieren, er kann als Betrachter aktiv ein anderes Gefühl als jenes in der betrachteten Situation aufrufen, er kann sich parallel dazu an seine vorhandenen Kompetenzen erinnern, er kann den Film und damit die Geschehnisse anhalten, ihn schneller oder langsamer laufen lassen und Veränderungen vornehmen.

Zwischen den Sitzungen wird der «Film» mit Hilfe des Coachs imaginär an einem Ort verwahrt und nur dann zur Betrachtung herausgeholt, wenn die Person sich aktiv dazu entschließt. Die betroffene Person findet einen Umgang mit dem «Film» und damit auch mit den vergangenen Erlebnissen: Die Erinnerungen steuern nicht mehr den Menschen, sondern der Mensch steuert die Erinnerungen.

Viele Betroffene schildern den Augenblick, in dem sie sich dessen gewahr werden, als sehr bewegend. Nach einiger, manchmal Geduld und Ausdauer erfordernder Auflösungsarbeit hat die Person schließlich ein vollständiges Bild von den Erlebnissen mit allen dazugehörenden Erinnerungselementen und Sinneseindrücken.

Die Körperreaktionen in den belastenden Momenten sind

erinnert, wahrgenommen, zugeordnet und auch wieder aufgelöst worden. Es gibt innere Bilder, die adäquat sind für die Momente der Ereignisse, und andere für die Situationen nach dem abgeschlossenen Ereignis. Das Gehirn kann die Notfallreaktion als erfolgreich zur Existenzsicherung und als nun nicht mehr erforderlich bewerten und beenden.

Neuausrichtungsphase

Auf allen Ebenen sind wiederum Anpassungsleistungen an die jetzige erneuerte Situation zu erbringen. Es ist eine durchaus freudvolle, aber auch anspruchsvolle Phase, die erarbeiteten Veränderungen in das aktuelle Leben und Erleben zu integrieren.

Im Anschluss an die Auflösungsarbeit – und vielfach schon in deren Verlauf – verlieren die einst so belastenden Geschehnisse an Kraft und Bedeutung. Dadurch entsteht wieder mehr Raum für die Wünsche, Hoffnungen und Pläne des betroffenen Menschen. Oftmals wird nun der Wunsch spürbar, mit der wiedergewonnenen Lebensenergie etwas anzufangen, etwas Sinnvolles zu tun. Es gibt Impulse, früher Versäumtes nachzuholen, dem Leben eine andere Richtung, einen neuen Sinn zu geben.

Auch hier ist es Aufgabe des Coachs, Unterstützung zu leisten, die sich zu einem Erfolgscoaching für gefasste Vorhaben und Pläne entwickeln kann. Individuell sind die Herausforderungen sehr unterschiedlich, denen sich die verschiedenen Persönlichkeiten stellen wollen. So unterschiedlich eben, wie auch die Menschen und Lebensentwürfe es vor dem auslösenden Ereignis waren.

Neuroimagination arbeitet mit dem Körpergedächtnis

Die Methode Brainjoin hat sich, wie eingangs erwähnt, aus der Arbeit mit der Neuroimagination entwickelt. Durch Zufall entdeckte Horst Kraemer vor Jahren, dass sich die körperlichen Beschwerden im Schulter-Nacken-Bereich und an der Halswirbelsäule einer Klientin, die ein traumatisches Erlebnis bearbeiten wollte, mit der Auflösungsarbeit – zunächst unbeachtet und unbemerkt – entscheidend verbesserten. Auf einer Videodokumentation ist diese Entwicklung von Ausmaß und Leichtigkeit der Bewegung im Verlauf der Sitzungen eindrucksvoll zu sehen.

Zunächst standen in der Coachingarbeit die körperlichen Zeichen der Stressfolgen mehr im Vordergrund. Wir sind nun daran, den Coachingansatz, der für traumatisierte Personen ohne körperliche Traumatisierung seit einiger Zeit erfolgreich eingesetzt wird, konsequent zu einem Konzept für die Unterstützung von Menschen weiterzuentwickeln, die im Rahmen eines Stresserlebnisses auch noch somatische Verletzungen erlitten haben.

Wir schenken dem Körper besondere Aufmerksamkeit, weil er unser Resonanzkörper für jede Art der Befindlichkeit, der Gefühle, der Stimmung, des Lebensgefühls ist. Alles, was im Inneren gut oder nicht gut funktioniert, wissen wir nur durch das Empfinden im Körper. Und oftmals können wir den Schlüssel zur Veränderung im Körper finden.

90 Prozent der Personen beklagen nach einem Stresserlebnis neuromuskuläre Beschwerden, unabhängig von vorgängigen mechanischen Belastungen des Körpers. Schauen wir uns dieses Phänomen etwas genauer an.

Im Moment der Traumatisierung wird die Person von den

unmittelbar bereitgestellten Hormonen überschwemmt, die eine maximale körperliche Leistung in Form von Kampf oder Flucht ermöglichen. Der Körper ist zu extremer Kraft- und Schnellkraftentwicklung bereit. In dem Moment, in dem die Person realisieren muss, dass alle ihr zur Verfügung stehenden Bewältigungsmöglichkeiten ein Entrinnen aus der bedrohlichen Situation nicht ermöglichen, kommt es zu einer Erstarrung, die auf sensorischer und motorischer Ebene gravierende Auswirkungen hat.

Im sensorischen Bereich werden die Wahrnehmungen nicht mehr weitergeleitet (daher die fragmentierten Erinnerungen), im motorischen Bereich werden die Handlungen unterbrochen beziehungsweise blockiert. Ein Abbruch der Handlungen erfolgt deshalb, weil die ausführende und die bremsende Muskulatur gleichzeitig aktiv zu werden versuchen, das heißt, die gesamte Muskulatur ist in dem Moment extrem stark angespannt. Kommt vom Gehirn kein Befehl, diese Anspannung zu beenden, bleibt der Tonus weiterhin hoch.

Ein dauerhaft angespannter Muskel wird bald als verspannter Muskel empfunden. Wenn der Anspannungsbefehl vom Gehirn permanent aufrechterhalten wird, werden mit der Zeit Schmerzen, Fehlbelastungen der Gelenke und Weichteile und Kontrakturen die Folge sein.

Auf die ständige Überbelastung antwortet der Körper in vielen Fällen mit einer Gegenreaktion, indem er eine Schon- oder Vermeidungshaltung einnimmt. Das kann unter Umständen zu einer Unterschreitung des notwendigen Muskeltonus führen, was auch keine geeignete Vorraussetzung für einen funktionalen schmerzfreien Zustand der jeweiligen Körperregion ist.

In der Folge eines Stressereignisses finden wir die Muskulatur in einem Zustand, der sich nicht mehr an den Erfordernissen des aktuellen Moments ableiten lässt, sondern ein Muster konserviert, das in einer vergangenen Situation entstanden ist.

Ebenso wie Außenreize über Sinneskanäle ins Gedächtnis Eingang finden, werden auch innerhalb des Körpers lokalisierte Zustände im Gehirn wahrgenommen. Das haben wir uns schon bei der Stressbewältigung mit Neuroimagination bewusst gemacht. Dieser alltägliche, immerwährende Vorgang erfolgt zumeist unbewusst, ohne Sprache, ohne kognitive Anknüpfungen, im so genannten impliziten Gedächtnis. Es gibt unterschiedliche Gedächtnisstrukturen: ein explizites Gedächtnis zur Speicherung von Fakten und Beschreibungen und ein implizites Gedächtnis zur Speicherung von Zuständen und Fertigkeiten.

In einem Stressmoment kann das explizite Gedächtnis seine eigentliche Funktion nur unzureichend erfüllen, während das implizite weiterhin unangefochten seinen Dienst tut. Das heißt, der körperliche Zustand im Moment der Stressreaktion ist im Gedächtnis gespeichert, ein Zugriff ist aber nur unter Zuhilfenahme der Sprache und des expliziten Gedächtnisses möglich. Stehen die zugehörigen Informationen aber wegen der uns nun schon bekannten Fragmentierungen nicht zur Verfügung, ist ein Abrufen und Bewusstwerden der vorhandenen Körpererinnerungen erschwert.

Besonders leidvoll für Betroffene sind Körpererinnerungen von Angst, Panik und Schmerzen, die immer wieder empfunden werden, für die es jedoch keine plausiblen, erkennbaren Auslöser gibt. Normalerweise versuchen wir Situationen, in denen es uns schlecht geht, zu vermeiden, um unseren Körper vor Schaden zu schützen. Eine heiße Herdplatte fassen wir nicht ein zweites Mal an, ein Essen, nach dem uns übel geworden ist, meiden wir oder kosten es ein andermal nur vorsichtig. Wenn Betroffene aber überhaupt nicht wissen, was zu den unangenehmen Gefühlen führt, fühlen sie sich ausgeliefert. Sie können sie ja nicht vermeiden! Bedrückendste Gefühle brechen unvermittelt und unkontrollierbar über die Betroffenen herein.

Unsere Erfahrung zeigt nun, dass es möglich ist, Körpererinnerungen und die Erinnerung an die konkreten Begebenheiten wieder zusammenzufügen, die Körpererinnerungen, die sich verselbstständigt haben, dem Ereignis zuzuordnen und es so unter Kontrolle zu bringen – für den Betroffenen eine enorme Entlastung.

Erinnerung und Körpererinnerung können auf verschiedene Weise aktiviert werden. So wie eine Melodie beim einen Erinnerungen an eine romantische Szene mit dem zugehörigen Verliebtheitsgefühl zu wecken vermag, so erinnert ein eingezogener Kopf einen anderen an die Angst vor dem wütenden Lehrer in der Kindheit. Auch ein Ort, eine bestimmte Körperhaltung oder die Position der Arme, der Atemrhythmus oder die Herzfrequenz können Erinnerungen mit vielen Teilempfindungen und Eindrücken auslösen, die sich so anfühlen wie in der früher gemachten Erfahrung.

Das gilt natürlich auch für das Befinden im auslösenden Stressmoment. So ist es möglich, dass das ganze umfangreiche körperliche Geschehen aus jenem Stressmoment wieder ausgelöst wird, weil durch einen bekannten oder unbekannten Auslöser dazu ein Impuls erfolgt.

Beispiel Herr M.

Herr M. hatte einen Auffahrunfall mit anschließender Schleudertraumadiagnose erlebt und eine mehrjährige Leidenszeit hinter sich, als er zu uns ins Coaching kam. Der Beginn der Arbeit wurde dadurch erschwert, dass er in einer ganzen Reihe von Sitzungen nach dem einführenden Smalltalk, wenn er mit den ersten Übungen begann, im rechten Bein unerträgliche Schmerzen bekam. Er nahm einen tiefen Atemzug und klagte über seine Schmerzen.

Unabhängig von unseren Veränderungs- und Anpassungsversuchen tauchten die Schmerzen auf und machten eine Fortsetzung der Arbeit unmöglich. Herr M. war irritiert, sein Bein wenigstens sollte gesund sein, dort war doch gar nichts passiert. Schließlich kamen wir im gemeinsamen Gespräch dahinter, dass er im Krankenhaus, in das er vom Unfallort gebracht worden war, einen Kollaps aufgrund einer Hyperventilation erlitten hatte, in deren Verlauf es zu sehr schmerzhaftem Kribbeln und Muskelkrämpfen gekommen war. An dieses Ereignis erinnerte sich Herr M. zwar größtenteils, hatte es aber zunächst nicht erwähnt, weil er es einerseits nicht für wichtig hielt und es ihm auch ein bisschen peinlich war, dass er damals vor Aufregung diese kurzfristige Atemstörung entwickelt hatte.

Die vertiefte Atmung zu Beginn der Übung war ein Trigger, der die Körperempfindungen wachrief, die bei der Hyperventilation «gespeichert» worden waren. Nach der Entdeckung, dass die damaligen Schmerzen und die Schmerzen zu Beginn der Übungen große Ähnlichkeit aufwiesen, kamen wir den Zusammenhängen auf die Spur.

In Bezug auf diese Situation im Krankenhaus folgten wir dem Unfallverarbeitungsschema.

Es gelang uns, diese Erinnerung aufzulösen und die Hyperventilationssituation von der Schmerzerinnerung abzukoppeln. Neben der Zusammenführung der fragmentierten Wahrnehmungen und des chronologischen Verlaufs war es auch hilfreich, den Anlass und die physiologischen Zusammenhänge der Fehlatmung und die damit verbundene Verschiebung des Säurengleichgewichts in seinen Muskeln sowie die daraus resultierenden Schmerzen zu verstehen. Mit anderen Worten; es gelang uns, Informationen des impliziten und expliziten Gedächtnisses zusammenzuführen. Bedeutsam war auch, dass Herr M. sich selbst wohlwollend und verständnisvoll annehmen und die Scham überwinden konnte, die damit verbunden war, in dieser Ausnahmesituation im Krankenhaus aufgrund des Stresserlebens eine kurzfristige Atemstörung entwickelt zu haben.

Ein anderes Beispiel: Bei einem Kollegen traten beim Anblick eines Kochlöffels Schmerzen im Rücken auf. Nach einer eingehenden Auseinandersetzung wurde ihm klar: Dort hatte ihn die Mutter vor 35 Jahren mit einem solchen gezüchtigt. Der Körper erinnert sich.

Die Methode Brainjoin ist also dadurch gekennzeichnet, dass sie sich gezielt dem Körper und den Körpererinnerungen zuwendet. Zwar haben auch andere Experten, die Traumaverarbeitung unterstützen, die neuromuskulären Folgen erkannt und versuchen darauf einzuwirken, jedoch weder in einem geschlossenen Verarbeitungsverfahren noch mit zur Verarbeitungsmethode kompatiblen Mitteln. Ereignisverarbeitung und Tonusregulation stehen unverbunden nebeneinander, liegen sogar in den Aufgabenbereichen getrennter Professionen.

In jedem Fall ist für die angemessene Begleitung einer Person mit Neurostressfragmentierung (NSF) eine gezielte Ausbildung aller Beteiligten unerlässlich, damit die beschriebenen ungünstigen Wirkungen im Zuge von Behandlungen vermieden werden.

Maxime und Vorgehen im Körpercoaching

Wenn man Menschen mit traumatischen Erfahrungen begegnet, sollte man besondere Umsicht walten lassen. Ein Charakteristikum dieser Menschen ist ja, dass sie ein Erlebnis hatten, dem sie sich schutzlos ausgeliefert fühlten und in dem die eigenen Bewältigungsmöglichkeiten zum eigenen Schutz nicht geeignet waren oder subjektiv als nicht ausreichend empfunden wurden. Die Folge ist eine Verunsicherung in Bezug auf die eigene Person und die eigenen Chancen, sich künftig schützen zu können. Dem gilt es im Coaching alles Notwendige entgegenzusetzen. In der Zeit nach dem Erlebnis hatte sich die betroffene Person in der Regel einer ganzen Zahl von Helfern anvertraut, zunächst Vertrauen entwickelt und war oft enttäuscht worden, weil die Befindlichkeit sich so nicht wieder herstellen ließ wie gehofft.

Von daher ist unsere wichtigste Maxime, dass die betroffene Person nun Unterstützung dafür bekommt, sich selbst zu helfen. Ziel ist es, sie wieder erleben zu lassen, wie sie selbst Einfluss auf das eigene Befinden, Verhalten und Erleben nehmen kann – frei nach dem Motto: «Vertrauen in andere ist gut, Vertrauen in sich selbst und wirksame Kontrolle ist besser.»

Basis ist der zuvorkommende und respektvolle Umgang zwischen Coach und Kunde, die sich als Partner verstehen. Der Kunde definiert seine Ziele und erarbeitet mit Hilfe des Coachs die für sich stimmigen Schritte dorthin. Der Kontakt ist getragen von einer nicht wertenden Grundhaltung gegenüber den Betroffenen und ihren Erlebnissen.

Darüber hinaus verzichten wir auf alles, was an die zurückliegenden Erfahrungen von Therapie erinnern könnte. Das drückt sich auch in der Gestaltung der Räume, der Kleidung, den Hilfsmitteln, kurz, in der gesamten Atmosphäre aus.

Wichtig ist uns, dass es – aus Sicht des Kunden – keine Form von fremdbestimmter Behandlung gibt, sondern dass er alles, was auf ihn wirkt, selbst veranlassen, durchführen und kontrollieren kann.

Auch im Hinblick auf die Körperarbeit stellen wir ausschließlich aktive Übungen bereit und verzichten auf jegliche Berührung oder Manipulation.

Alle Übungen werden individuell kundenspezifisch entwickelt und sind an den Alltag des Kunden angepasst. Sie können sie in ihrer gewohnten Kleidung und in jeder gewählten Umgebung durchführen. Dabei werden Übungen mit inneren Bildern, Aufmerksamkeitslenkung, Körperübungen und Atemtechniken kombiniert.

Coachingphasen	Körperarbeit
Motivation	• Übungen kennen lernen • Beeinflussbarkeit des Befindens erfahren
Stabilisation	• Automatisierung der Übungen und Selbststeuerungstechniken • Erste Erleichterungen im Umgang mit den Beschwerden erreichen • Praktische Alltagshilfen entwickeln
Körper-Coaching	• Aktive Hinwendung zu und Auflösung von körperlichen Symptomen
Auflösung	• Körperliche Aspekte des traumatischen Erlebnisses mit Wahrnehmungsfragmenten • Verknüpfung expliziter und impliziter Erinnerungen
Integration	• Festigen der ergänzten oder veränderten Körpererinnerungen auf allen Gedächtnisebenen
Neuausrichtung	• Zukunftsentwürfe unter Einbeziehung der gemachten Erfahrungen in wünschenswerte Handlungen und Situationen

Phasen der Körperarbeit im Unfallverarbeitungscoaching mit der Brainjoin-Methode

In der *Motivationsphase* ist es zunächst von Bedeutung, dass die Kunden die Übungen kennen lernen und durch Training Geschick in der Koordination einzelner Übungselemente entwickeln.

Das Erlernen und die Durchführung der Übungen erfolgt vorerst in der Coaching-Situation, später zusätzlich zu Hause. Zu Beginn sucht man sich einen ruhigen Ort, wo man ungestört üben kann. Im Laufe der Zeit sollten die Übungssituationen immer mehr im Alltag wahrgenommen werden. An der Bushaltestelle, an der Ampel und schließlich in allen auch stressbelasteten Augenblicken.

In der *Stabilisierungsphase* werden Erfahrungen mit den Übungen und der Selbststeuerung gemacht. Die Beziehung zwischen Kunde und Coach festigt sich und die Coaching-Ziele werden definiert. Die Kunden spüren zunehmend, wie sie selbst auf ihr Befinden und Erleben Einfluss nehmen und die erworbenen Werkzeuge erfolgreich einsetzen können. Für die noch bestehenden Beschwerden werden Übergangslösungen erarbeitet und wird Entlastung geschaffen. Manchmal ist es auch von großem Nutzen, praktische Hilfen für den Alltag zu entwickeln.

Beispiel Frau B.

Frau B. war in der ersten Zeit des Coachings nicht imstande, ihre Einkäufe zu erledigen, weil die Fahrt in die Innenstadt sowohl mit dem Auto als auch mit öffentlichen Verkehrsmitteln so strapaziös war, dass sie weder in ein Geschäft gehen noch längere Wege zu Fuß zurücklegen konnte.

Frau B. entwarf im Rahmen des Coachings einen Plan, wobei sie berücksichtigte, zu welcher Tageszeit die besten Vorraussetzungen für so eine Herausforderung bestehen würden, wie viele Einkäufe überhaupt realistisch wären, was wichtig und was weniger wichtig wäre und dass es wohl Sinn machte, vorher zu Hause etwas auszuruhen. Die Fahrten sollten genutzt werden für die als wohltuend empfundenen Übungen, in der Nähe des Bahnhofs sollte ein Café aufgesucht werden.

Damit die äußeren Eindrücke nicht so belastend würden, hatte Frau B. sich um sich herum einen blasenartigen Schutzraum vorgestellt, den sie nutzen würde, wenn die Geräusche und Eindrücke für sie belastend werden sollten. Sie stellte sich ganz plastisch vor, wie ihr Einkauf aussehen würde, wenn alles gut läuft. Ermutigt, gut vorbereitet und mit dem Einsatz der Übungen gelang ihr wieder, was früher so selbstverständlich und in der schwierigen Zeit unmöglich war: ein kleiner Einkaufsbummel mit dem Besuch von fünf Geschäften. Frau B. war sehr stolz und diese wieder erworbene Möglichkeit erleichterte ihren Alltag enorm.

In den Phasen des *Körper-Coachings* wendet sich der Kunde seinem Körper wohlwollend zu und lernt, wahrzunehmen und zu ergründen, wo die schmerz- und störungsfreie Funktion des Körpers möglich ist beziehungsweise welche Veränderungen entlasten. Wiederum werden Bilder entwickelt, in denen der Körper in der Lage ist, sich funktions- und situationsabhängig einzustellen. Über die Visionen werden dem Körper Impulse aus dem impliziten Gedächtnis vermittelt, die wohltuend und tonusregulierend wirken. Über reflektorische Mechanismen erfolgt eine Wirkung im Körper des Betrachters. Angeleitete Körperbewegungen nehmen die reflektorischen und unbewussten Bewegungen auf und neue positive Eindrücke werden im impliziten Gedächtnis verankert.

In der *Auflösungsphase* werden neben den chronologischen Abläufen des Geschehens und allen Sinneswahrnehmungen auch die somatischen Reaktionen auf das Erleben der Situation sowie die mechanischen Beeinträchtigungen wieder erinnert. Bedeutsam sind dabei vor allem die unterbrochenen Handlungen und Körperreaktionen, die zu Ende gebracht werden. Zuweilen sind dies sehr detaillierte Betrachtungen des gesamten Körpers unter Einbeziehung der Atmung, der Sinneseindrücke und auch der Gedanken.

In der Phase der *Integration* werden die wieder erinnerten und eingeordneten Wahrnehmungen in einem chronologischen Ablauf erzählt. Hier findet manchmal noch an einzelnen Fragmenten Detailarbeit am Ereignisfilm statt. Angehaltene Luft wird wieder ausgeatmet, angespannte Muskulatur wieder entspannt, eine schmerzhafte Lage des Körpers verändert. Ziel ist es, in der distanzierten Betrachtungsweise der Filmtechnik eine logische Geschichte für dieses Lebensereignis zu entwerfen, in dem die impliziten und die expliziten Erinnerungen eine Einheit ergeben und schließlich auf allen Ebenen die Gewissheit herrscht, dass das Ereignis mit allen Details abgeschlossen ist.

Die Neuorientierung findet im Coaching auf der Ebene der Vorhaben, Lebenspläne, Sinnfragen und konkreter Entscheidungsschritte statt. Auch auf der körperlichen Ebene ist es sinnvoll, Visionen zu haben in Bezug auf das Körpererleben, den Ausdruck eines wünschenswerten und stimmigen Lebensgefühls sowie den Einsatz des wieder funktionsbereiten Körpers.

Wie bedeutsam der Körper für unsere Lebensqualität ist, wissen vor allem jene, die leidvolle Erfahrungen hinter sich haben. Denn nur ganz wenige Menschen haben das Glück, gänzlich ohne eigenes willentliches Zutun gesund und ohne Schmerzen alt zu werden. Hier lohnt sich eine Investition in Form einer bewussten Steuerung des Handelns und Erlebens. Für viele Betroffene ist die Phase der Neuorientierung ein Anlass, darüber nachzudenken und sich zu einem bewussten Umgang mit den Kostbarkeiten des eigenen Lebens zu entschließen. Jeder Weg, der dann beschritten wird, macht nur Sinn mit einem Ziel und ohne ein Bild dieses Ziels – einer gewünschten Entwicklung beispielsweise – gibt es diese Entwicklung nicht.

Im Zuge der Brainjoin-Studie, auf die wir in Kapitel 5 (Seite 133ff.) noch kurz eingehen werden, ist ein Rahmen für eine punktuell besonders intensive Zusammenarbeit entstanden: die Intensiv-Wochen.

Intensiv-GKT-Coaching

Als wir im Verlaufe des Projekts herauszufinden versuchten, was die betroffenen Personen tatsächlich brauchten, stellte sich heraus, dass es unumgänglich ist, das Stressmanagement des Alltags zu beeinflussen, um Ressourcen freizubekommen, die für die Auflösungsarbeit der Stressfragmentierung unbedingt benötigt werden.

Eine Auflösungssitzung ist sehr anstrengend und meist ist danach eine Erholungsphase notwendig. Abgesehen davon, dass sich um chronifizierte Menschen herum chronifizierende Behandlungen etabliert haben, sodass sie einem richtiggehenden Therapiestress unterworfen sind, wenden diese Menschen in ihrem eingeschränkten Zustand alle Kraft auf, wenigstens einen Teil ihrer Pflichten zu erfüllen. Bedenkt man, dass zum Beispiel Anziehen und Sichfrisieren Stunden kosten können, dass ein viertelstündiger Weg durch eine Stadt so viel Aufwand und Energie verbraucht wie eine Bergwanderung, so ist nachvollziehbar, dass – selbst bei aller Vorsicht – Überforderungssituationen kaum zu vermeiden sind.

Beispiel Regina M.

Regina M., 46 Jahre alt und Lehrerin, lernten wir kennen, als sie von ihrer Cousine, einer Krankenschwester, zum Erstkontakt gebracht wurde. Sie hatte innerhalb von zwei Jahren den zweiten Unfall erlebt, war eineinhalb Jahre durch das erste Schleudertrauma massiv eingeschränkt, und nach einem halben Jahr geschah der zweite Unfall. Ein LKW nahm ihr die Vorfahrt und es kam zu einer seitlichen Kollision in der Stadt Zürich.

Als wir uns kennen lernten, lag dieses Ereignis etwas mehr als ein halbes Jahr zurück, die Symptome aber machten Regina beinahe restlos handlungsunfähig. Sie schilderte uns beispielsweise, wie sie zu einem 9-Uhr-Termin bei einem Neurologen, der in einer Fachklinik 25 Minuten von ihrer Wohnung entfernt praktizierte, schon um 4 Uhr morgens aufstand, um nur ja nicht zu spät zu kommen. So lange und so mühsam war die Anstrengung, die die Morgentoilette und das Anziehen brauchten.

Haare waschen war für Regina, die auf ihr gepflegtes Erscheinungsbild äußersten Wert legt, eine extreme Anstrengung, weil sie das Neigen des Kopfes, geschweige denn eine Berührung fast zum Wahnsinn trieb. Straßenbahn fahren war eine Überforderung, selbst die Benutzung eines Taxis war nur unter großer Angstbewältigung möglich. Was für ein Aufwand und was für einen Energieverschleiß hat Regina betrieben, um einen Termin fristgerecht einhalten zu können …

Regina war nicht mehr in der Lage, sich selbst ein Essen oder nur schon einen Tee zuzubereiten. Häufiger vergaß sie, die Herdplatte auszuschalten, an Einkaufen war absolut nicht mehr zu denken. Die Angehörigen, ihre Cousine und die betagten Eltern, kümmerten sich um sie, so gut es ging, doch Regina war darüber hinaus auch noch äußerst gereizt, launisch und alles andere als dankbar.

Was tun? Wir übernahmen den Fall unter der Voraussetzung, dass der Einstieg mit einer Intensiv-Coaching-Massnahme beginnen konnte. Ein Gesundheitshotel bot den geeigneten Rahmen und wir stellten auch eine Person zur individuellen Betreuung vor Ort ein. Die Coaching-Sequenzen wurden mehrmals täglich durchgeführt, die kurzen Intervalle bei Beginn von täglich zwei mal zehn Minuten wurden auf bis zu dreimal am Tag eineinhalb Stunden ausgedehnt. Nach vier Wochen konnte Regina ihr Leben wieder selbstbestimmt führen und freute sich auf die eigenen vier Wände. Nach weiteren sechs Wochen begann sie wieder mit einem kleinen Pensum zu arbeiten, welches sie dann sukzessive steigern konnte.

Die Bitte um Teilnahme an unserem Projekt ist notabene mit neuen Forderungen und Anforderungen verbunden und wirkt sich selbstredend auf den Stresshaushalt aus. Um für die intensive Traumaauflösungsphase trotzdem möglichst viele Ressourcen zur Verfügung zu haben, kamen wir auf die Idee, eine Intensiv-Coaching-Phase einzurichten. Für einen Zeitraum von in der Regel ein bis drei Wochen werden die betroffenen Menschen in einem bequemen Hotel – nicht einer Klinik – vor ihren Alltagsbelastungen abgeschirmt, und eine höchstkonzentrierte Arbeit von ein bis drei Sitzungen pro Tag, abgestimmt auf das individuelle Ressourcenpotenzial, kann beginnen. Die Wirkung ist verblüffend.

Andrea B. stellte nach zwei Wochen Intensiv-GKT-Coaching fest: «Ich fühle mich wie aufgerissen, so, als wäre alles von innen nach außen gekehrt. Es ist, wie wenn es neu wäre. Obwohl ich nichts körperlich getan habe, habe ich richtig Muskelkater.» Und zwei Wochen später: «Mein Aufgerissensein ist wieder zugeheilt. Ich bin wieder richtig ganz.»

Paula Z. nach einer Woche: «Diese Intensiv-Woche brachte die Wende. Der Einstieg ist gelungen, wie wenn alle Würmer aus mir herausgekommen sind und zerhackt wurden.»

Welch symbolträchtiger Vergleich.

Nach diesen Erfolgen haben wir das Intensiv-Coaching in unser festes Angebot unseres Projektes Brainjoin übernommen. Es ermöglicht ein Time-out, in dem ein Zustand wirklich verändert werden kann. Es ist ein Start in ein Leben danach.

Der Dreh – vom abhängigen Opfer zum selbstbestimmten Gestalter

Wenn das Unfallverarbeitungscoaching innerhalb der ersten sechs Wochen nach dem Ereignis abgeschlossen wurde, gibt es kaum Dinge zu beachten. Das Leben geht in der Regel so weiter, wie es sich vor dem Ereignis abgespielt hat. In manchen Fällen wird die entstandene Zwangspause genutzt, die eigene Lebensführung zu überdenken, sie anschließend bestätigt fortzusetzen oder anderenfalls die entsprechenden Veränderungen einzuleiten.

Am Arbeitsplatz gibt es keine größere Absenz zu verkraften

und auch das soziale Umfeld – Familie, Partnerschaft und Freundeskreis – bleibt erhalten.

Leider ist es nun so, dass die überwiegende Mehrheit unserer Unfallverarbeitungscoachings erst viel später einsetzen. Klar, dass sich dazwischen viel ereignet, verhärtet, chronifiziert hat; ganze Leben haben sich umgekrempelt, Beziehungsmuster, familiäre und berufliche Strukturen sich gewandelt und neu eingependelt. Häufig ist der Beruf schon verloren. Wenn die Phase der Resignation schon vor Einsetzen des Unfallverarbeitungscoachings erreicht war, stellen wir fest, dass ein Betroffener die innere Überzeugung, jemals wieder ein vollwertiges Mitglied der Gesellschaft sein zu können, aufgegeben hat.

Wenn jemand wie Paula S. vier Jahre zu 100 Prozent arbeitsunfähig war und nur mit Mühe für das Nötigste im Leben selbst sorgen konnte, braucht es eine sehr lange Zeit, bis sie wieder in den Beruf als Lehrerin zurückfindet. Oder nehmen wir Daniel T., der sich als Banker sechs Jahre unbrauchbar gefühlt hat. Da braucht es eine gehörige Portion Mut, den Einstieg erneut zu wagen. Zu groß ist die Angst vor einem erneuten Versagen und einer dann noch verheerenderen Resignation. Es wäre jetzt viel einfacher, den Glauben an sich selbst gar nicht mehr aufkommen zu lassen.

Vor allem bei Menschen, die länger als zwei Jahre nicht mehr arbeitsfähig waren, haben wir eine starke Einschränkung des Selbstvertrauens beobachtet, das sich in verschiedensten Haltungen und Verhaltensweisen ausdrückt. Sich dies offen einzugestehen und damit eine realistische Selbsteinschätzung vorzunehmen, haben wir eher selten festgestellt. Wenn ein Betroffener von verschiedenen Fachleuten auch noch gesagt bekommt, dass er nie mehr wieder in seinem angestammten Beruf arbeiten könne, nimmt er das für bare Münze und entwickelt daraus ein neues Selbstbild als behinderter Mensch.

Kommt jemand längere Zeit nach einem traumatischen Ereignis zu uns ins Coaching, sind oft schon *Umschulungsbemühungen* unternommen worden. Da die bisher zuständigen Stellen und Helfer von der Annahme ausgegangen sind, dass sich der Behinderungsgrad des Betroffenen nicht mehr verbessert, versucht man ihm das Leben in der Behinderung einzurichten. Da der angestammte Beruf nicht mehr ausgeübt werden kann, wird eine Tätigkeit gesucht, die trotz den Einschränkungen ausgeübt werden kann; mit anderen Worten: Man versucht, die betroffene Person umzuschulen, wobei die Entscheidung dazu zwar zusammen mit einem Berufsberater getroffen wird, doch wohlverstanden nimmt sie der Betroffene in fragmentiertem Zustand vor.

Leider ist es oft so, dass das vorhandene Wissen und die Ressourcen von ehedem nicht mehr vollständig oder überhaupt nicht mehr genutzt werden können, während das mühsam erworbene «posttraumatische» Können allein auch nicht viele Türen öffnet. Gemeinhin besteht die Annahme, dass es doch möglich sein müsste – ganz ähnlich wie ein Plattenleger, der durch ein Rückenleiden seinen Beruf nicht mehr ausüben kann, sich zum Computerfachmann umschulen lässt –, dass sich auch für ein Schleudertraumaopfer nach einer Umschulung eine neue Erwerbssituation auftun könnte. Nur ist das beim Schleudertrauma halt nicht so einfach, denn die persönlichen Ressourcen sind gesamthaft geschwächt, und für die Aufnahme eines neuen Berufes sind von Anfang an Ressourcen gefragt, die für den Aufbau erforderlich sind. Wir haben Menschen erlebt, die verzweifelt versucht haben, sich als ehemalige Chefbuchhalterin zur Körpertherapeutin umschulen zu lassen. Oder wir sahen einen ehemaligen Spezialitätenschreiner, der sich als Computerfachmann behaupten wollte, obwohl er erstens sich nie im Leben vorstellen konnte, im Büro zu arbeiten, und zweitens schon nach einer halben Stunde Bildschirmarbeit massive Kopf- und Nackenschmerzen bekam.

Oder Daniel T., der als ehemaliger Banker eine Umschulung zum Erwachsenenbildner begann, obwohl er beim Zusammensein mit mehr als zwei Menschen über große Konzentrations- und Aufmerksamkeitsstörungen klagte. Für alle drei geschilderten Beispiele war es am Ende der Ausbildung eine sehr bittere Erkenntnis, dass sie ihre Ziele bei aller Anstrengung und noch so viel gutem Willen nicht erreichten und eine Erwerbsfähigkeit in dem von ihnen gewünschten Sinne sich zerschlagen hat.

In allen drei Fällen steigerte sich im Laufe der Umschulung der Stresspegel, mit negativen Konsequenzen für die eigentlich aufzubauende Leistungsfähigkeit. Weiter stellte sich eine Abnahme der Lebensqualität ein und es entstand ein neuer Teufelskreis zum Thema Selbstvertrauen und Selbstwertempfinden.

Unser Konzept besagt, dass, bevor eine berufliche Veränderung ins Auge gefasst werden kann, die vorhandenen Ressourcen, noch bevor darauf zugegriffen wird, auf dem für die Person maximal erreichbaren Punkt sein müssen. Dann nämlich sind die vorhandenen Fähigkeiten und Fertigkeiten viel einfacher zu nutzen, und das ist auf jeden Fall einfacher, als neue aufzubauen. Wir haben es uns zum Grundsatz gemacht, so viel als möglich an den Kapazitäten einer Person, wie sie vor der Stressfragmentierung sich darstellten, anzuknüpfen und von ihnen auszugehen, erst anschließend kann eine Prognose über die Leistungsfähigkeit, aber auch über die Leistungseignung mit einiger Zuverlässigkeit abgegeben werden. Erst jetzt kann man die Nutzung der Ressourcen in Form von Leistung langsam steigern und sie so dosieren, dass der Stressfaktor, der durch die Leistungsnutzung unter Umständen wieder anzusteigen droht, sich weiter reduziert und schließlich ganz verschwindet.

Leistung, Stress und Ressourcenbildung

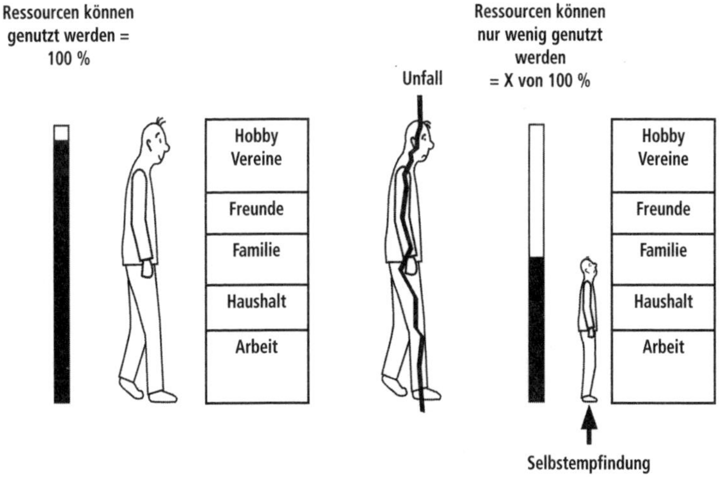

Falls das *soziale Netz* relativ gut ist und vor allem wenn ein Unfallverursacher mit einem entsprechenden Versicherungsschutz vorhanden und in der Pflicht ist, kann mit Hilfe von entsprechend spezialisierten Fachanwälten auf materieller Ebene ein guter Ausgleich geschaffen werden. Auf diese Weise entsteht eine Situation, in der als Ausgleich für Lebensqualität Geld eine Rolle zu spielen beginnt. Eine ganz komfortable Situation eigentlich – ohne arbeiten zu müssen, ist man alle finanziellen Sorgen losgeworden, und ohne die tägliche Arbeitsmühe kommt zuverlässig am Monatsende das Geld, und das ein Leben lang.

Von Versicherungsseite wird oft der Verdacht geäußert, dass es genau diese Aussicht sei, die die Genesungsmotivation negativ beeinflusse bis verunmögliche. Namhafte Psychologen behaupten, wenn der Krankheitsgewinn so hoch sei wie beim Schleudertrauma, bestehe keine Heilungschance. Politiker aus der konservativen Ecke gehen in der Schweiz sogar so weit, von Scheininvalidität zu sprechen.

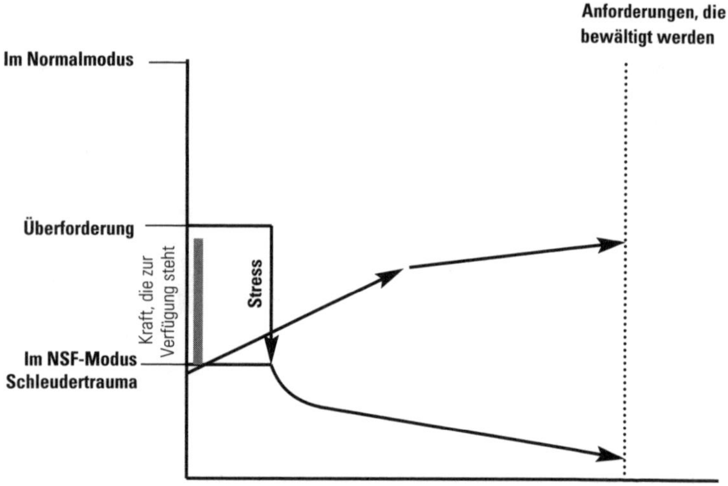

Überforderung erzeugt Anstieg der Stresshormone.
Die zur Verfügung stehende Kraft wird schwächer.
Leiden steigt!

Nach unseren Erfahrungen geschieht einem vom Schleudertrauma betroffenen Menschen, der an einer Neurostressfragmentierung leidet, mit solchen Vorurteilen eklatantes Unrecht. In unseren Praxen sind in den letzten beiden Jahren etwa vier oder fünf Menschen aufgetaucht, die uns den Verdacht nahe legten, dass ihre Motivation zweifelhafter Natur war. Das sind geschätzte drei bis fünf Prozent des gesamten Klientels. Diese Personen diskreditieren mit ihrem Verhalten das Bemühen vieler ehrlicher Menschen. Bei einem überwiegend großen Teil der betroffenen Personen war immer eine positive Motivation vorhanden, auch wenn sie von verschiedensten Überlebenstechniken und Taktiken teilweise zugedeckt beziehungsweise maskiert war. Zumeist fehlte es ihnen nur am Vertrauen, das wir zuerst zurückgewinnen mussten.

Zu den finanziellen Vorteilen, die durch noch so großzügige Versicherungsleistungen entstehen können, meinte eine Zürcher Anwältin, die auf Schleudertrauma spezialisiert ist: «Ich sage meinen Klienten immer, dass Glück mit keinem Geld der Welt erkauft werden kann. Und der Wert, sein Leben selbstbestimmt und unabhängig zu führen und sich dabei als wertvoll auch in der Leistungsfähigkeit zu erleben, kann selbst mit Gold nicht aufgehoben werden. Also ist das oberste Ziel immer die Rehabilitation und die ständige Verbesserung des Gesundheitszustandes.»

Menschen, die aus dem neurobiologischen Fragmentierungszustand herausgekommen sind, bestätigen diese Auffassung immer wieder. Für uns war es jedenfalls sehr schön, als Daniel T., der Banker, nach vier Wochen Arbeitseinsatz strahlend von einem strengen Arbeitstag in seiner Einarbeitungszeit bei einer Bank berichtete: «Stellen Sie sich mal vor, die haben mich morgens um 7 Uhr angerufen und gesagt, ich müsse kommen und Schalterdienst machen. Und ich sofort los und von 8 bis 12.15 Uhr durchgearbeitet, ohne Kaffee oder Toilettenpause. Am Schalter, immer in Bewegung. War das toll, die haben mich wirklich gebraucht und ich habe sogar von Kunden Komplimente bekommen.»

Hier drückt sich aus, wie es einem Menschen geht, Dinge wieder zu erfahren, die vor dem verursachenden Ereignis selbstverständlich waren, vorübergehend abhandengekommen sind und für Geld wirklich nicht zu kaufen sind.

Kurz bevor er diese Arbeit aufnahm, hatte Daniel T. berichtet, wie schwer es ihm fiel, seinen beiden Söhnen zu erklären, warum sie täglich in die Schule gehen müssten, während er nicht zur Arbeit fuhr, sondern jeden Tag zu Hause blieb. Dies hatte sein Nutzlosigkeitsempfinden gesteigert.

Wiedereingliederung braucht einen Paradigmawechsel

Die Wiedereingliederung oder Berufssituationsoptimierung beginnt spätestens nach der Hälfte der Zeit, die unser Coaching dauert, am besten bevor die Phase der Fragmentierungsauflösung beginnt. Besonders dort, wo sich ein inneres Bild vom Versager und ungute Berufserfahrungen sowie eventuelle Umschulungsfrustrationen vermengt haben, ist ein inneres Paradigma entstanden, das heißt: «Ich kann tun und lassen, was ich will, es wird nicht funktionieren – also bin ich ein Opfer und muss meine Kraft dazu einsetzen, mich damit abzufinden, dass es so ist.»

Damit ein Mensch sich ändern und wandeln, eine neue

Chance überhaupt packen kann, muss dieser oft unbewusste Glaubenssatz sistiert oder ersetzt werden. Ein solcher Paradigmawechsel geschieht nicht von heute auf morgen, sondern braucht Zeit und muss mit positiven Erfahrungen und Erfolgserlebnissen verbunden sein. Man sollte nicht nur so früh als möglich damit beginnen, sondern es ist auch von entscheidendem Vorteil, wenn das ganze Umfeld einbezogen wird, denn Zweifel oder gar Ablehnung einer nahestehenden Person erschweren die Bildung einer neuen positiven Lebenseinstellung.

Eine neues Paradigma könnte etwa heißen: «Ich bin ein Mensch voller Möglichkeiten, der auch größte Schwierigkeiten wie ein Schleudertrauma bewältigen kann. Ich finde immer eine zu mir passende Lösung und werde meine vorhandenen Ressourcen jederzeit optimal für mich nutzen können.»

Eine solch grundlegende Veränderung kann jedoch nicht erzwungen werden, sie muss im Menschen reifen. Ein Coach kann dazu die nötige Begleitung und Anregung bieten, vielleicht auch neue und überraschende Erfahrungen ermöglichen.

Nach der Auflösung der Stressfragmentierung, die ins Unfallverarbeitungscoaching eingebettet ist, scheint es uns vonnöten, den Wiedereinstieg ins Berufsleben zu begleiten.

Erste Priorität hat dabei, ein allenfalls noch bestehendes Arbeitsverhältnis zu schützen und gegebenenfalls stützende Maßnahmen zu ergreifen. Auch hier beachten wir dabei den wichtigen Grundsatz: Selbsthilfe geht vor Fremdhilfe! Wir erarbeiten mit unserem Kunden die Mittel, sich am Arbeitsplatz selber zu behaupten und für seine Belange selbst einzustehen – mit dem nicht unerheblichen Effekt, dass sein Selbstwertgefühl gestärkt und seine Selbstbestimmung souveräner wird.

Nur wenn sich im Training zeigen sollte, dass wir die diesbezügliche Kompetenz des Kunden innerhalb einer nützlichen Frist nicht stiften können, werden wir mit ihm weitere Unterstützungsmaßnahmen verhandeln. Dies bedeutet manchmal auch, mit dem Arbeitgeber oder einem Vorgesetzten Kontakt aufzunehmen und sie ins Coaching einzubeziehen, Aufklärung zu betreiben, Verständnis für die Situation des betroffenen Menschen zu fordern oder die Unterstützung konkret zu organisieren und dem Arbeitgeber unsere Wertschätzung zu zeigen für die Leistungen, die am Arbeitsort für die Reintegration des Betroffenen erbracht werden.

Drängt sich hingegen ein Neubeginn oder eine grundsätzliche berufliche Neuorientierung auf – aus welchen Gründen auch immer –, bieten wir unseren Kunden ein ausführliches Assessment an. Mit verschiedenen psychologischen Tests erfassen wir im Hinblick auf die in Frage kommenden Berufe die Leistungs- und Eignungsmöglichkeiten sowie die Persönlichkeit der betroffenen Person. Die Ergebnisse, die in der Regel ein realistisches Fremdbild liefern, werden analysiert und mit den individuellen Vorstellungen und Wünschen verglichen. Die Selbstwahrnehmung des Klienten, die Testergebnisse und die Einschätzung des Coachs werden nun gegen- und miteinander abgewogen, um eine Ausgangsbasis für das weitere Vorgehen zu erarbeiten.

Daran anschließend werden in der Regel ohne unser Zutun in einer Art Experimentierphase erste Arbeitseinsätze und Praktika organisiert, wobei der Coach den Klienten im Hintergrund dezent begleitet und quasi immer auf Sendung ist, um Schwierigkeiten so früh als möglich erkennen und Misserfolgen vorbeugen zu können.

Bei einer zufrieden stellenden Entwicklung können danach weitergehende und verpflichtende Arbeitsverhältnisse eingegangen werden. Es hat sich als nützlich und fördernd erwiesen, wenn die Arbeitszeit langsam gesteigert wird und beispielsweise zwischen einem 50-Prozent-Pensum und einem Volleinsatz von 100 Prozent ein halbes Jahr oder auch mehr zugewartet wird. Ebenfalls als wichtig erachten wir, wenn in der Anfangsphase regelmäßige Gespräche stattfinden, in denen ein Arbeitgeber oder Vorgesetzter dem Betroffenen – eventuell in Begleitung des Coachs – eine realistische und ehrliche Einschätzung seiner Arbeitsleistung vermittelt. Nur so kann ein echtes Erfolgserlebnis sich einstellen und vom Betroffenen wirklich ausgekostet werden.

Ein Mensch in einem reduzierten Leistungszustand ist in der Regel ein schlechter Krisenmanager in eigener Sache und verliert auch schnell einmal den Überblick bei den verschiedensten Dingen. Um die bestehende Situation nicht zu verschlimmern, ist es wichtig, dass die Bewältigungsanforderungen nicht den symptomverstärkenden Stress erhöhen.

Case Management bietet hier eine sehr gute Möglichkeit. Wenn es gelingt, frühzeitig eine kompetente Hilfe zum Regeln, Begleiten und Unterstützen anzubieten, ist dies eine sehr hilfreiche Unterstützung. Auf dem Boden eines gegenseitigen Vertrauens erfolgt dann auch eine Koordination der oft sehr umfassenden und vielfältigen Hilfsangebote.

Wenn diese kompetente Begleitung darüber hinaus eine Unterstützung im sozialen Netzwerk und am Arbeitsplatz bietet, kann in vielen Fällen das Einsetzen des ausführlich beschriebenen negativen Kreislaufes verhindert werden. Die Chance, dass die Auflösung der neurobiologischen Stressfragmentierung erfolgreich gelingt, ist mit der unterstützenden Hilfe eines kompetenten Case Managers deutlich höher.

5. Projekt Brainjoin – eine Studie

Angeregt von Mitarbeitern einer großen Schweizer Versicherungsgesellschaft startete das Projekt Brainjoin. Den institutionellen Rahmen der Untersuchung bot das IPAS-Institut – Institut für integrative Forschung und Lehre in Wil, an dem Horst Kraemer die Methoden Neuroimagination und Brainjoin entwickelt und evaluieren lässt.

Anhand von konkreten Fällen von Menschen, die einen Unfall erlitten haben, sollte zum einen untersucht werden, ob eine Form der Psychotraumatisierung an einer manchmal lebenslangen Einschränkung von Arbeitsfähigkeit und Lebensqualität beteiligt ist. Zum anderen interessierte, ob und wie weit eine Auflösung der neurobiologischen Stressfragmentierung mit der Methode der Neuroimagination diesen negativen Prozess umkehrend beeinflusst.

Durch die ersten Erfahrungen und Begegnungen mit Betroffenen entstand der Schwerpunkt Schleudertrauma und dazu ein Forschungsdesign. Die wissenschaftliche Leiterin des IPAS-Institutes, Dr. med. Jacqueline Minder, führte eine Literatur- und Studienevaluation durch und stellte fest, dass es kaum Studien gibt, die den Zusammenhang zwischen den somatischen Symptomen nach einem Schleudertrauma und einem Psychotrauma beschreiben.

Wieso haben wir den Begriff «Brainjoin» gewählt? Brainjoin

ist eine Wortschöpfung, die sich aus dem englischen Begriff «brain» (Hirn) und dem Verb «to join» (verbinden) zusammensetzt und die erneute Vernetzung der beiden Hirnhälften durch die Arbeit mit Neuroimagination ausdrücken soll. All unsere Aktivitäten waren unter allen verschiedenen Ansatzpunkten immer auch auf die Hirnfunktionen und das Zusammenspiel der rechten und linken Hirnhälfte ausgerichtet. Wir wollten ausdrücken, dass sich unsere ganze Arbeit mit traumatisierten Menschen von den Methoden anderer medizinischer und therapeutischer Angebote abgrenzt und unterscheidet, damit es möglich wird, unsere spezielle Arbeit als solche zu erkennen.

Dies gilt ganz besonders bei der Arbeit mit von Schleudertrauma betroffenen Menschen, da hier die Methoden der Psychotraumatologie stark modifiziert angewandt werden und den speziellen Umständen und Gesetzmässigkeiten von Unfallfolgen, wie dem Schleudertrauma angepasst werden.

Ziel der Studie

Um unsere Arbeitsmethoden gegenüber uns selbst, unseren Partnern und nicht zuletzt den hilfesuchenden Menschen transparent zu machen, galt es, den Beweis anzutreten und eine wissenschaftlich anerkannte Studie durchzuführen, die erklärt, für wen und warum sich unsere Methode eignet und wie lange und mit welchem Aufwand gearbeitet werden muss.

Finanziell wie ideologisch unabhängig startete die Brainjoin-Studie am 1. Januar 2004 und ist vom Ablauf her für drei Jahre angelegt. 70 Klienten werden uns von verschiedenen Versicherungsgesellschaften geschickt, die natürlich hoffen, dass ihre Versicherten wieder arbeitsfähig werden und damit eine lebenslange Invalidisierung und damit kostenintensive Berentung vermieden wird. Dies ist für die Versicherungen finanziell äußerst interessant, denn es werden bei einem negativen Verlauf Summen von über 350000 Euro oder 500000 CHF pro Versichertem fällig.

Es liegt in der Natur der Sache, dass wir am Anfang vor allem «alte», für die Versicherungen bereits sehr «teure Versicherte», so genannte aussichtslose Fälle von den Kostenträgern überwiesen bekamen; Klienten, bei denen eigentlich schon alles versucht wurde, die die Hoffnung selbst zumeist aufgegeben hatten, jemals wieder ein normales Leben führen zu können und bei denen zwei bis acht Jahre seit dem traumatisierenden Ereignis vergangen waren. Trotz dieser besonders schwierigen Ausgangssituation können wir auf beachtliche Erfolge hinweisen, wenn wir die ersten zehn Fäll betrachten: Bei vier Klienten konnte die Arbeit abgeschlossen werden, drei weitere Klienten befinden sich nach sieben Monaten in der Nachbetreuungsphase, was bedeutet, dass die Arbeitsfähigkeit wiederhergestellt ist, doch müssen sie nach vier Jahren traumabedingter Arbeitsabstinenz allmählich wieder in den Arbeitsprozess eingegliedert werden.

(Der Abschluss und die Veröffentlichung der gesamten Studie ist für die zweite Hälfte 2007 geplant.)

6. Sofortmaßnahme und direkter Umgang für Betroffene

Bei aller Vorsicht, bei allen neuen Sicherheitsstandards in modernen Automobilen – eine kleine Unachtsamkeit, etwas Unvorhergesehenes zur falschen Zeit oder eine dumme Verknüpfung verschiedener Vorkommnisse und Zufälle: Es kracht, ein Knall, ein mehr oder weniger schlimmer Unfall ist schnell geschehen. Dagegen gibt es keine Versicherung, und egal wie fit, wie gut trainiert und wie gesund wir sind, es kann uns alle immer und jederzeit treffen und am häufigsten im Straßenverkehr.

Falls es uns treffen sollte, ist es gut, nicht unvorbereitet zu sein. Es ist nicht nur sinnvoll, sondern letztlich womöglich entscheidend, sich nach einem Ereignis sechs Minuten Zeit zu nehmen und die folgenden Sofortmaßnahmen durchzugehen.

Checkliste und Selbstprüfung

Wenn Sie nach einem seriösen Durchgang oder einer Checkliste zum Schluss gelangen, dass sich Ihr Stresspegel abgebaut hat und Sie keine Fragmentierung getroffen hat, verleiht das Ihnen eine gewisse Sicherheit. Wenn Sie Zweifel haben, investieren Sie mehr Zeit, die Ihnen hilft, mit wenig Einschränkung und Leiden aus einer bis dahin nur unangenehmen Situation wieder herauszukommen. Lesen Sie diesen Teil, füllen Sie die Checkliste aus und machen Sie gegebenfalls auch die vorgeschlagenen Übungen.

Es gibt erste Hinweise nach dem Ereignis, die Sie aufmerken machen sollten, wenn Sie die zweite Nacht nicht richtig schlafen können etwa oder Sie trotz langem Schlaf nicht erholt sind. Dann raten wir Ihnen an, sich Hilfe zu suchen. Sprechen Sie mit jemandem über Ihre Situation und fragen Sie diese Person, wie Sie persönlich zurzeit wirken.

Sollte Ihr Ereignis schon länger her sein und sollten Sie schon länger im Schleudertrauma-Zustand ausharren, sei Ihnen dieser Teil empfohlen. Lesen Sie es durch oder lassen Sie es sich vorlesen. So werden Sie ermutigt, einen neuen Anlauf zu nehmen, um aus der Schleudertraumafalle herauszukommen, in der Sie möglicherweise gefangen sind.

Bevor Sie die Hilfe eines professionellen Coachs in Anspruch nehmen, können Sie selbst prüfen, ob tatsächlich eine Neurostressfragmentierung vorliegt. Benutzen Sie dazu die folgende Checkliste. Wenn Sie unsicher sind, rufen Sie uns an und lassen Sie sich von einem geschulten Coach beraten.

Checkliste zur Selbstbeurteilung der eigenen Situation

Wenn Sie die folgenden Fragen beantworten, vergleichen Sie bitte Ihren heutigen Zustand mit demjenigen vor dem Ereignis. Gibt es auffällige Veränderungen, die für Sie und Außenstehende wahrnehmbar sind?

	ja	nein
• Fühlen Sie sich seit dem Unfall verändert?	☐	☐
• Litten Sie nach dem Unfall unter Übelkeit?	☐	☐

	ja	nein
• Spüren Sie eine Veränderung in Ihrem Körper?		
– Schmerzen?	☐	☐
– Übelkeit, Brechreiz?	☐	☐
– Verspannungen von Muskeln, die sich nicht lösen?	☐	☐
– ein Gefühl, neben sich zu stehen, sich eher von außen wahrzunehmen?	☐	☐
– Atmen Sie anders?	☐	☐
– Ist Ihnen oft und unerklärlich heiß und kalt?	☐	☐
• Ist Ihre Konzentrationsfähigkeit verändert?	☐	☐
• Ist Ihre Merkfähigkeit verändert?	☐	☐
• Haben Sie Stimmungsschwankungen?	☐	☐
• Spüren Sie eine Veränderung Ihrer Wahrnehmung? Erscheint Ihnen vieles lauter oder leiser, heller oder dunkler? Sind Ihre Geruchsempfindungen anders?	☐	☐
• Haben Sie Mühe, Ihre Gedanken bei einer Sache zu halten?	☐	☐
• Sind Sie von Ihren eigenen Gefühlen überfordert, indem Sie zu Gefühlsausbrüchen neigen, sich unerklärlich wütend oder traurig fühlen?	☐	☐
• Haben Sie Mühe, andere Menschen um sich herum zu ertragen?	☐	☐
• Kommen Ihnen unkontrolliert Bilder, Erinnerungsstücke in den Sinn?	☐	☐
• Kommen Ihnen unkontrollierte Gefühle oder Gedanken?	☐	☐
• Ist Ihr Schlafbedarf oder Ihr Schlafverhalten verändert?	☐	☐
– Fühlen Sie sich nach dem Schlaf nicht erholt?	☐	☐
• Fühlen Sie sich ganz allgemein überfordert?	☐	☐

Wenn Sie mehr als vier Fragen mit Ja beantwortet haben, sollten Sie sich genau beobachten. Bei mehr als sechs Jas sollten Sie etwas unternehmen.

Eine Möglichkeit, sich selbst zu helfen, bietet die nachfolgende Übungsanleitung.

Übungen zur Selbsthilfe

Selbsthilfe ist der erste Schritt, Verantwortung für sich selbst zu übernehmen, denn nur Sie selbst wissen, was Ihnen gut tut und was nicht. Bei allen gut gemeinten Tipps, inklusive dieser Ratschläge, dürfen Sie entscheiden, was Sie annehmen wollen. Aus unserer Erfahrung sind folgende Dinge wichtig:

Sagen Sie Nein zu allem, was Ihnen nicht gut tut

Charakteristisch für die Entstehung einer Stressfragmentierung ist, dass durch ein Erlebnis Ihre persönlichen Grenzen überschritten beziehungsweise verletzt wurden. Das Wort Nein markiert eine persönliche Grenze.

Damit Sie nicht weiterhin Grenzverletzungen – und damit einer Wiederholungsform des verursachenden Ereignisses – ausgesetzt sind, dürfen Sie sich die Erlaubnis geben, Nein zu sagen. Sagen Sie Nein zu Menschen, die Ihnen durch ihr Verhalten und durch ihre Aussagen nicht gut tun. Sagen Sie auch Nein zu medizinischen und therapeutischen Hilfen, bei denen Sie keine Verbesserung bemerken.

Seien Sie besonders aufmerksam bei allen Behandlungen, bei denen Sie angefasst werden und der Körper von außen manipuliert wird. Vermeiden Sie jede Behandlung, bei der Sie sich anschließend – sofort oder auch erst am nächsten Tag – schlechter fühlen als vorher.

Vermeiden Sie eine Halskrause. Bei ärztlicher Verordnung lassen Sie sich genau aufklären, weswegen bei Ihnen diese angezeigt sein soll. Weisen Sie Ihren Arzt auf dieses Buch hin und die Möglichkeit, sich bei uns beraten lassen zu können.

Beobachten Sie sich

Benützen Sie unsere Checkliste, um sich zu beobachten, und beurteilen Sie Ihren Zustand selbst. Auch wenn Sie körperlich keinen sichtbaren Schaden davongetragen haben, akzeptieren Sie Ihren Zustand so, wie Sie ihn erleben. Lassen Sie sich auch von niemandem ein Trauma einreden. Sie kennen sich selbst am besten. Also sind auch Sie am besten in der Lage, Ihren Zustand vor dem Ereignis mit dem jetzigen Zustand vergleichen zu können.

Und: Seien Sie wirklich ehrlich mit sich selbst. Wenn Sie unsicher sind, suchen Sie das Gespräch mit jemandem, den Sie gut kennen und dem Sie vertrauen.

Übernehmen Sie Verantwortung

Übernehmen Sie die Verantwortung für sich selbst. Wenn Sie sich dazu nicht in der Lage fühlen, bitten Sie eine Vertrauensperson um Unterstützung.

Versuchen Sie die folgenden Übungen:

Übung zum Stressabbau und zur Regenerationsbeschleunigung

1. Suchen Sie sich eine bequeme Sitzgelegenheit, vielleicht mit Armlehnen. Die Füße sollten fest auf dem Boden stehen, der Rücken vom Sitz gestützt werden. Vergewissern Sie sich, dass Sie gut mit dem Boden verbunden sind und Ihre Füße spüren.
2. Bauchatmung: Legen Sie eine Hand auf Ihren Bauch. Atmen Sie tief ein und aus. Beobachten Sie, ob die Hand auf dem Bauch sich hebt und senkt. Die Bauchatmung wirkt sich durch Reduzierung der Stresshormone positiv auf Ihren Stresshormonhaushalt aus.
3. Rechts-links-Stimulation: Atmen Sie tief ein und beginnen Sie, Daumen und Zeigefinger beider Hände kraftvoll aufeinanderzupressen und wieder zu lösen, in einem Ihnen angenehmen Tempo und Rhythmus. Wichtig dabei ist, dass Sie die Druckbewegung nicht gleichzeitig, sondern rechts und links abwechselnd ausführen. Fahren Sie mit der Rechts-links-Stimulation fort, solange es Ihnen ohne große Anstrengung möglich ist.
4. Atmen Sie zwischendurch tief ein und aus. Immer wenn Sie ungefähr acht- bis zwölfmal abwechselnd Ihre Finger aufeinandergepresst haben, nehmen Sie einen ganz tiefen Atemzug (die Verbindung zwischen Rechts-links-Stimulation und tiefer Bauchatmung ist wichtig).
5. Machen Sie diese Übung mehrmals täglich 10 Minuten. Wenn Sie eine Pause brauchen, machen Sie Pause und atmen ganz normal weiter.

Rechts-links-Stimulationen lassen sich auch durch Klopfen auf Ihre Oberschenkel oder durch Bewegen der Zehen an die Ober- und Unterseite der Schuhe erreichen. Praktizieren Sie jene Methode, die Sie für sich am stimmigsten finden. Diese vermeintlich simple Übung bewirkt eine Steigerung der Hirnaktivität und damit eine verbesserte Reizleitung verschiedener – auch blockierter – Hirnregionen.

Achten Sie auf die Signale Ihres Körpers

Nehmen Sie sich die Zeit, das zu tun, wonach Ihr Körper verlangt. Was würde Ihnen jetzt gut tun – Ruhe oder Bewegung? Gönnen Sie sich Ruhe, wenn Ihr Körper diese fordert. Achten Sie darauf, dass Sie Ruhe nicht mit Erstarrung verwechseln. Wenn Sie Lust auf Bewegung haben, unternehmen Sie etwas, bringen Sie Ihre Kraft zum Ausdruck. Wenn Ihnen in dieser Phase der Unfall ständig vor Augen schwebt, diese Gedanken Ihr ganzes Handeln dominieren und Sie nicht zur Ruhe kommen, hilft es manchmal, zu Papier und Stift zu greifen, um die Gedanken aufzuschreiben oder aufsteigende Bilder mit Farben festzuhalten. Verändert sich die Situation nicht und benötigen Sie viel Kraft, um sich und Ihre Gedanken unter Kontrolle zu halten, dann sollten Sie sich ein Unfallverarbeitungscoaching organisieren.

Schützen Sie sich vor Stress in der ersten Zeit nach dem Unfall

Denken Sie daran, dass sich Ihr Körper in einem neurobiologischen Ausnahmezustand befindet und infolgedessen mit einer erhöhten Stresshormonausschüttung reagiert. Ihre gewohnte Stressbelastungsfähigkeit nimmt ab, weshalb Sie viel sensibler auf Belastungen reagieren.

Viele Menschen möchten nach einem solchen Ereignis so schnell wie möglich ihr gewohntes Leben wiederaufnehmen. Da keine sichtbaren Verletzungen vorhanden sind, wollen sie ihre

Einschränkungen nicht wahrhaben. Sie versuchen durch vermehrte Anstrengungen, die alte Leistung zu erbringen, was die Stresshormonausschüttung zusätzlich erhöht. Um die gewohnte Vitalität zurückzugewinnen, ist es dringend nötig, diese Stressspirale im Auge zu behalten und erhöhte Anforderungen zu reduzieren. Erst eine Abnahme der Stresshormonproduktion ist ein Signal, dass Sie sich langsam wieder der gewohnten Leistungs- und Lebensführung zuwenden können.

Alle administrativen Anforderungen im Zusammenhang mit dem Unfall, seien sie medizinischer oder versicherungstechnischer Natur, können sehr gut ein paar Tage warten. Vermeiden Sie möglichst alles, was Stress macht, und lassen Sie sich dabei helfen. Bitten Sie vertraute Personen oder fragen Sie dazu auch Ihre Versicherungssachbearbeiter oder holen Sie sich Hilfe bei einem Anwalt.

Wenn das Programm keine oder nur eine geringe Wirkung zeigt, ist es angezeigt, Ihre Selbsthilfe durch professionelle Unterstützung in seiner Wirkung zu erhöhen.

Je früher Sie mit einer Fragmentierungsauflösung beginnen, umso weniger aufwändig ist sie. Innerhalb der ersten drei Wochen kann mit zwei bis sechs Sitzungen schon viel erreicht sein, innerhalb von drei bis sechs Wochen kann man schon eher mit acht bis fünfzehn Sitzungen rechnen. Danach wird es in der Regel aufwändiger, weil sich der Körper schon zu sehr an gewisse Fehlhaltungen und Ersatzstrategien gewöhnt hat.

Fazit: Je früher die Unterstützung beginnt, umso kleiner das Risiko und der nötige Aufwand.

Coachingqualität

Für die Durchführung eines Unfallverarbeitungscoachings braucht es ausgebildete Experten.

Zwar sind die Methoden aufgrund fundierter theoretischer Erklärungen und minutiöser Beschreibung bis zu einem gewissen Grad durchaus nachvollziehbar, doch hat sich gezeigt, dass eine professionelle Handhabung der Methode der Neuroimagination eine fundierte Ausbildung benötigt, die sich über einen längeren Zeitraum erstreckt, in der viele eigene Erfahrungen im Umgang mit dieser Methode verarbeitet und analysiert werden müssen.

Es braucht Zeit, das Phänomen Neurostressfragmentierung nicht nur theoretisch zu verstehen, sondern auch praktisch damit umgehen zu können. Es braucht Zeit, die eigenen Paradigmen kritisch zu hinterfragen, darüber zu reflektieren und eine souveräne Haltung zu gewinnen. Es braucht viel Zeit, die Methode zu erlernen und zu trainieren und mit den vielen kreativen Anpassungserfordernissen vertraut zu werden, die ein individuell gestaltetes Coaching mit sich bringt.

Die Ausbildungsteilnehmerinnen und -teilnehmer sind ausnahmslos Menschen mit einer guten bis sehr guten Vorbildung und großem therapeutischem Knowhow, die ihr mitgebrachtes Wissen und Können in das Gesamtkonzept unserer Methoden integrieren müssen, um eine Sicherheit im Umgang mit den Methoden zu erreichen, die es braucht, damit kein Schaden angerichtet wird, denn eine unsachgemässe und falsche Anwendung ist schädlich.

Es versteht sich von selbst, dass von der eigenmächtigen Anwendung unserer Coachingmethoden nach der Lektüre dieses

Buches abzuraten ist, wir möchten sogar ausdrücklich davor warnen, denn diese Form von Selbstüberschätzung ist kontraproduktiv und führt möglicherweise zu irreparablen Schäden bei den betroffenen Personen. Wir haben deshalb unsere Methoden geschützt und führen eine hochqualifizierte Ausbildung durch.

Damit die Methodenqualität gegen außen auch kenntlich gemacht wird, führen wir als Abschluss der Ausbildung Lizenzierungen durch, was bedeutet, dass die angehenden Coachs Prüfungen ablegen und bestehen müssen, erst dann dürfen sie sich «GKT-Coach» (siehe auch Seite 89f.) nennen.

Damit Betroffene auch dauerhaft ein hohes Maß an Sicherheit bekommen, sich mit den Methoden der Neuroimagination und Brainjoin in guter, vertrauensvoller Betreuung zu befinden, erhält die Lizenz als Coach nur, wer sich einem Qualitätszirkel anschließt und sich alle eineinhalb Jahre in einem obligatorischen Auffrischungs- und Vertiefungsseminar weiterbildet. Damit versuchen wir sicherzustellen, dass die Weiterentwicklung unserer Methoden, die durch unser Lehr- und Forschungsinstitut permanent geschieht, tatsächlich und auf Dauer in die Basisarbeit einfließt. Nicht zuletzt gilt es, darauf hinweisen, dass wir es als unsere Pflicht erachten, allfälligen Missbrauch unserer Methoden juristisch zu verfolgen.

Eine Grundausbildung zum GKT-Coach dauert mindestens zweieinhalb Jahre, eine entsprechende Spezialisierung nochmals eineinhalb Jahre. Aus diesem Grund kann die Dienstleistung des Unfallverarbeitungscoachings nur langsam erweitert angeboten werden, denn Wachstum und Verbreitung unserer Methoden lässt sich nur mit einer steigenden Zahl von ausgebildeten und fähigen Coachs erreichen.

7. Visionen und Ausblick

Wie bereits im Buch «Traumabewältigung» von Horst Kraemer soll auch hier ein idealtypisches Szenario über den richtigen Umgang mit den Folgen eines Unfalls skizziert werden. Wie sähe eine Welt aus, wenn mit Unfällen und mit gewalttätigen Ereignissen aller Art anders umgegangen würde?

Was wäre anders, wenn das Konzept der Neurostressfragmentierung allgemein akzeptiert und bei allen Behandlungskonzepten berücksichtigt und einbezogen würde?

Schleudertrauma ist nur eines unter vielen andern möglichen Traumata, die jeden Menschen zu jeder Zeit heimsuchen können, doch gilt das zum Schleudertrauma Gesagte grosso modo auch für alle andere Arten (siehe Bibliografie auf Seite 171ff.).

Für das letzte Kapitel möchten wir Sie auf eine Reise mitnehmen in eine Welt, wie sie sein könnte, wenn unsere Ideen sich durchgesetzt hätten, das heißt, wir möchten Ihnen eine idealtypische Welt zeigen, in der zumindest in jenen Bereichen, in denen wir arbeiten, die Probleme nicht gelöst sind – denn Unfälle, Verbrechen und Katastrophen wird es immer geben –, aber eine Welt, die weiß, wie sie mit den Opfern dieser gewalttätigen Eingriffe schonend und doch effizient und an den richtigen Stellen ansetzend, umgehen kann, damit sie nicht im chronifizierten Abseits landen, sondern so bald als möglich wieder zu vollwertigen Mitgliedern unserer Gesellschaft werden. Wir versuchen Ihnen aufzuzeigen, welche Lösungen ein funktionierendes Behandlungskonzept, das ins Gesundheitssystem integriert wäre, für die Neurostressfragmentierung anzubieten hätte.

Idealtypischer Umgang mit einem Verkehrsunfall

An einem Zebrastreifen in einer Großstadt muss Olivia N. wegen eines Fußgängers, den sie erst im letzten Moment sieht, einen Notstopp vornehmen. Der nachfolgende Wagen kracht kaum gebremst in sie hinein. Ihr Körper wird wuchtig nach vorne in den Gurt geschleudert, während ihr Kopf der Trägheit nachgibt und auf die Kopfstütze aufschlägt. Benommen bleibt sie einen Moment im Fahrzeug sitzen.

Nachdem sie aus dem Auto ausgestiegen ist, erinnert sie sich daran, was sie in der Neurostressfragmentierungs-Aufklärung, die im Erste-Hilfe-Kurs enthalten war, gelernt hat. «Erst mal durchatmen und auf den Körper achten, wie dieser sich anfühlt», sagt eine innere Stimme. Olivia N. holt tief Luft und spürt, wie ihre Knie zittern.

Sie verzichtet auf ein Gespräch mit ihrem Unfallkontrahenten, bis die Polizei erscheint. Diese verschaffen sich, nachdem sie kurze Zeit später am Unfallort erschienen sind, vorerst einen Überblick, nehmen Fotos auf und fragen Olivia, ob sie das Auto zur Seite stellen sollen oder ob sie das selber bewerkstelligen möchte.

Nach der Räumung der Unfallstelle nehmen die Polizisten anhand der Ausweispapiere die persönlichen Daten auf und kümmern sich darum, wie Olivia nach Hause kommt. Zunächst einmal kann sie, wenn sie will, bestimmen, was weiter mit ihrem Wagen zu geschehen hat, sie hat die Wahl, sich von jemand Bekanntem abholen zu lassen oder für die Nachhausefahrt ein Taxi kommen zu lassen, das die Polizei selbstverständlich für sie bestellt.

Ebenfalls von der Polizei erhält sie eine Aufklärungsbroschüre, die sie über das weitere Vorgehen nach dem Unfall aufklärt, unter anderem auch darüber, ihren eigenen Zustand anhand der darin enthaltenen Checkliste zu überprüfen und bei etwaigen Auffälligkeiten umgehend sich im nächsten Coaching-Center zu melden. Erst wenn sie zweifelsfrei entscheiden könne, keine Neurostressfragmentierung zu haben, solle sie mit der zuständigen Polizeiwache einen Termin zur Protokollaufnahme vereinbaren.

Olivia entscheidet sich, ihren Wagen von einem Abschleppdienst in die Werkstatt bringen zu lassen, und da er noch betriebsbereit ist, wird dies durch einen Fahrer der Werkstatt erledigt.

Sie lässt sich im Taxi nach Hause fahren und beginnt sogleich mit den in der Broschüre empfohlenen Übungen. Sie kann sich aber nur schwer konzentrieren und folgt dem Rat in der Broschüre, in einem solchen Fall sich erst mal was Gutes zu gönnen und sich auszuruhen. Sie braut sich einen Tee, legt sich anschließend aufs Bett, legt eine CD mit Entspannungsmusik auf. Doch sie stellt fest, dass sie das nervös macht, ungewohnt, aber es ist so, und sie schaltet die Musik aus.

Da sich ihre Unruhe steigert, konsultiert sie erneut die Checkliste, der sie entnimmt, dass es nach einem Unfall völlig normal sei, sich von Musik genervt zu fühlen, unruhig zu sein und sich nicht konzentrieren zu können. Auch die nun einsetzenden Kopfschmerzen sind laut Checkliste zu erwarten, doch in diesem Fall solle sie einen Nottermin beim Hausarzt ausmachen.

Nach einer eingehenden Untersuchung und den vorliegenden Röntgenbildern scheinen keine organischen Verletzungen vorzuliegen. Die Möglichkeit einer Neurostressfragmentierung schließt der Arzt nicht aus, beruhigt aber Olivia insofern, als er ihr erklärt, dass in den meisten Fällen die Symptome nach der ersten Nacht nach dem Unfall schon deutlich abgeklungen seien, sie solle sich aber dennoch am nächsten Tag unbedingt telefonisch bei ihm melden, denn er könne sie gegebenenfalls für ein Unfallverarbeitungscoaching anmelden, wo kompetente Spezialisten eine Neurostressfragmentierungs-Auflösung in Angriff nehmen würden.

Für den Moment genüge seiner Ansicht nach ein ganz normales Entstressungsprogramm. Wieder zu Hause, setzt Olivia den ärztlichen Rat in die Tat um, nimmt ein heißes Bad, versucht sich mit Fernsehen abzulenken, was ihr ebenso schnell auf den Keks geht wie die Musik, denn die schnell wechselnden Bilder verstärken ihre Kopfschmerzen.

Als sie sich schließlich ins Bett legt, stellt sie zum ersten Mal Nackenschmerzen fest, die sich verstärken und mit ein Grund sind, dass sie keinen Schlaf findet. Im Grenzbereich zwischen Wachsein und Schlaf tauchen ungefragt immer wieder die Bilder des Unfalls auf, intensive Gefühle überschwemmen sie und sofort ist sie hellwach. So geht es fast die ganze Nacht, erst im Morgengrauen findet sie ein wenig Schlaf.

Am anderen Morgen ruft sie ihren Arzt an, der sie vorsorglich drei Tage krankgeschrieben hat, und schildert ihm ihre Befindlichkeit. Er empfiehlt ihr einen Besuch in einem Unfallverarbeitungscoaching-Center, das er ihr organisieren wolle. Schon eine halbe Stunde später ruft er an und teilt ihr mit, dass sie gleichentags gegen Abend einen Termin habe. Ebenso habe er mit der Unfallversicherung Kontakt aufgenommen, die die Kosten für die Behandlung zugesagt habe, inklusive die Taxifahrt zum Center.

Um 16 Uhr macht sich Olivia auf den Weg. Im Unfallverarbeitungscoaching-Center wird sie freundlich begrüßt. Man bietet ihr einen Kaffee an und kurz darauf wird sie von einem Coach empfangen.

Sie schildert kurz, was ihr widerfahren ist, und schnell merkt Olivia aufgrund der an sie gerichteten Fragen, dass der Coach ihren Zustand offensichtlich sehr gut kennt. Das beruhigt sie ungemein und vermittelt ihr Sicherheit. Sie hört genau hin, was der Coach ihr über ihren Zustand mitteilt und wie er sie darüber aufklärt, was biochemisch in ihrem Gehirn gerade vor sich geht.

Die Zweifel der letzten Stunden, die an ihr zu nagen begonnen haben, dass sie wohl ihre Kraftressourcen überschätzt hätte, dass sie wohl nicht normal sei, dass sie nach einem so kleinen Unfall sich selbst nicht mehr im Griff habe, schmelzen wie Eis an der Sonne. Gemeinsam mit dem Coach, der ihr wie ein Trainer und Vertrauter vorkommt, macht sie jene Übungen, die sie in Ansätzen aus den Selbstversuchen aus der Broschüre kennt, nur sind sie jetzt genauer, intensiver, fundierter, gehen mehr in die Tiefe, sind fordernder und ernster.

Der Coach macht ihr nicht nur alles vor, sondern er macht auch mit, weshalb es Olivia recht leicht fällt, den teilweise etwas komplizierten Ablauf zu erlernen. Nach fünf Viertelstunden fühlt sich Olivia ziemlich müde, doch sie empfindet auch zum ersten Mal nach dem Unfall ein wenig Ruhe in ihrem Körper. Sie genießt im Anschluss an die Sitzung, dass sie sich in einem bequemen Coachingsessel entspannen und ausruhen kann, bevor sie sich auf den Heimweg macht.

Bereits am nächsten Tag hat Olivia im Unfallverarbeitungscoaching-Center wieder einen Termin für zwei eineinhalbstündige Sitzungen. In der letzten beginnt sie unter fachkundiger Anleitung des Coachs mit der Methode der Neuroimagination mit der Auflösung der Stressfragmente, wobei sie sich durch die vielen Erklärungen beinahe als Expertin fühlt.

Minutiös geht sie mit dem Coach in einem entspannten und relaxten Zustand alle noch so kleinen Details des Unfalls durch, wobei sie erstaunt feststellt, dass die Erinnerung möglich ist, ohne dass es sie in helle Aufregung versetzt. Sie ist verblüfft über die Detailfülle ihrer Erinnerung, selbst kleinste Sequenzen des Unfallgeschehens kann sie erinnern.

Permanent fragt der Coach nach, was die einzelnen Sinne zu diesem Zeitpunkt wahrgenommen haben. Parallel dazu führt Olivia die Recht-links-Stimulation selbstständig durch, wobei sie zwei Klangstäbe benutzt, die sie mit ihren Fingern zart berührt und ihnen zwei unterschiedliche, leise Töne entlockt. Der sich einstellende Rhythmus gibt ihr zum einen Sicherheit und zum anderen stimuliert er sie.

Die folgende Nacht schläft Olivia wie ein Murmeltier, die Kopfschmerzen lassen entscheidend nach, und am andern Tag spürt sie, dass das Leben wieder in ihren Körper zurückströmt. Die Kontrollsitzung am darauffolgenden Tag zeigt, dass die

Stressfragmente alle aufgelöst sind. Zu diesem Zeitpunkt wird eine Körpercoaching-Sitzung durchgeführt, bei der Olivia eine klare Vorstellung ihres vollständig deblockierten Körpers entwickelt. Gymnastische Übungen helfen in relativ kurzer Zeit, die gewohnte Beweglichkeit wiederzuerlangen. Olivia ist jetzt wieder in der Lage, selbstständig ihr Auto zu lenken.

Wieder einen Tag später erscheint Olivia zur letzten Abschlusssitzung, an der ihr Zustand überprüft wird. Sie ist nicht nur um eine Erfahrung reicher, wie sie feststellt, sondern sie hat auch bemerkt, wie sie augenzwinkernd gesteht, dass diese Stressabbaumethode auch geeignet sei, in anderen Bereichen Unterstützung und Entspannung zu liefern, wie sie in ihrer Partnerschaft habe feststellen können. Denn dort hätten ihr die Entspannungsübungen eine solche Gelassenheit beschert, dass sie in Stresssituationen stets kühlen Kopf bewahren und entsprechende Konfrontationen habe bewältigen können. Ihr Privatleben sei eindeutig entspannter geworden, weshalb – und sie kann ein Schmunzeln nicht verheimlichen – der blöde Unfall sogar für etwas gut gewesen sei.

Fünf Tage nach dem Unfall macht sie mit der Polizei einen Termin für die Protokollaufnahme aus. Auf der Wache wird sie freundlich begrüßt und kann dem sie befragenden Polizisten klare, prägnante und sich nicht widersprechende Aussagen zum Unfallhergang liefern. Und zwar ohne, dass dies sie belastet hätte. Im Gegenteil, es war für Olivia eher eine willkommene Möglichkeit, das Unfallereignis wirklich endgültig abzuschließen und sich wieder ganz dem Alltag und dem Leben zuzuwenden.

Anstelle eines Nachwortes

Ist Schleudertrauma eine Krankheit? Wie kann es sein, dass ohne wissenschaftlich plausible Erklärung zahlreiche Menschen wohl doch definitiv unsäglich leiden? Oder ist es doch eher eine Einbildung? Zahlreiche Fachleute beschäftigen sich mit dem Thema, und die Ergebnisse sind doch so, dass wirkliche Hilfe bislang ausgeblieben ist. Und nun stellen wir ein Konzept vor, das den Anspruch erhebt, eine Erklärung für das Phänomen und auch noch eine Lösung zu beinhalten. Was ist davon zu halten?

Um dem interdisziplinären Anspruch des Themas gerecht zu werden, haben wir drei Fachleute aus unterschiedlichen Gebieten um eine Stellungnahme gebeten. Zuerst als Vorwort gedacht, sollen sie sich im notwendigen Nachtrag aus drei Blickwinkeln mit der Problematik unserem Ansatz und diesem Buch beschäftigen.

Dr. med. Dipl. rer. pol. Gunther Schmidt

Der Bereich der Therapie schwerer Traumatisierungen hat in den letzten Jahren eine stürmische Entwicklung genommen. Dieses Feld war vor rund fünfzehn bis zwanzig Jahren noch weitgehend «Brachland». Nachdem aber insbesondere die Diskussion über eine Vielzahl von sexuellem Missbrauch an Kindern intensiv geführt wurde, hat sich das Interesse speziell unter Psychotherapeuten sehr stark auf dieses Feld gerichtet. Die vielen schrecklichen Folterpraktiken weltweit haben auch für die Behandlung von Folteropfern leider immer mehr aktuellen Bedarf geschaffen. Auch der Bereich der so genannten Notfall-Psychotherapie für die schnelle Unterstützung von Opfern von Katastrophen und Unfällen hat sich seit rund zehn Jahren deutlich ausgeweitet.

Inzwischen gibt es als Konsequenz aus der Traumadiskussion sehr viele Angebote an diversen Formen der Psychotherapie für Menschen, die als Opfer sexueller oder sonstiger Gewalt durch andere Menschen gelten. Für Menschen, die zum Beispiel durch Autounfälle oder ähnliche Traumatisierungen und deren Folgen für sie quälendes, oft sehr langwieriges Leid ertragen müssen, findet man interessanterweise bisher aber kaum gezielte, vergleichbare Hilfsangebote. Dieses Buch und die darin beschriebenen Konzepte schließen hier eine ganz wesentlicheLücke, es ist quasi längst überfällig.

Es schließt diese Lücke dabei aber auch auf eine Weise, die ich als äußerst nützlich und hilfreich für die Betroffenen selbst, ebenso für die Angehörigen und sogar für die potenziellen «Helfer» halte. Sicherlich bedingt durch die Tradition vieler bis heute vorherrschender Therapiekonzepte, welche auf der Basis von Pathologie- und Defizit-Konzepten arbeiten, herrscht gerade im Bereich der Trauma-Arbeit noch immer stark die Perspektive vor, dass Menschen, die unter Traumatisierungen leiden, sehr fragil, kaum belastungsfähig und sowohl psychisch als auch somatisch häufig äußerst labil seien.

Obwohl dies häufig tatsächlich zu beobachten ist, drückt es nur einen Aspekt der Dynamik aus. Leider geht diese Perspektive dann sehr oft (sicher sehr gut gemeint) damit einher, dass man solche Menschen als sehr gestörte «Patienten» behandelt und die Möglichkeit vielfältiger autonomer und sehr hilfreicher Kompetenzen bei ihnen oft kaum in Betracht gezogen wird. Das traumatische Geschehen und seine leidvollen Folgen werden dabei sehr häufig auch als so zentraler Aspekt des Lebens der Betroffenen angesehen, dass quasi wie mit einem «Röhrenblick» viele andere wesentliche Bereiche ihrer Fähigkeiten fast ausgeblendet werden.

In den letzten Jahren hat aber gerade die Forschung in den Bereichen der Salutogenese (Gesundheitsentwicklung) und der Resilienz (die sich mit der Widerstandsfähigkeit und Lösungsfähigkeit von Menschen auch in Extremsituationen beschäftigt) deutlich zeigen können, dass selbst extremste Traumata und sehr leidvolle Reaktionen von Menschen auf sie keineswegs bedeuten, dass diese Menschen einen grundsätzlichen Mangel an Fähigkeiten aufweisen oder als grundsätzlich «gestörter» als andere Menschen angesehen werden müssten. Diese Erkenntnisse fließen zwar allmählich auch in manche Traumatherapie-Konzepte ein, dennoch hat dies bis heute wenig daran geändert, dass als traumatisiert angesehene Menschen noch immer als sehr schwierig und oft nur sehr langwierig zu therapieren beschrieben und behandelt werden.

Seit vielen Jahren bemühe ich mich in enger Zusammenarbeit mit meinen Kolleginnen und Kollegen darum, dass auch in diesem Bereich eine konsequente Haltung der Kompetenzorientierung und der Fokussierung auf die (oft zunächst unbewussten) Lösungsfähigkeiten der Betroffenen eingenommen wird.

Wir praktizieren dies sowohl ambulant (zum Beispiel am

Milton-Erickson-Institut Heidelberg) als auch stationär (an der Fachklinik am Hardberg und an der SysTelos-Klinik für Gesundheits- und Kompetenzentwicklung, beide in Siedelsbrunn) seit vielen Jahren mit großem Erfolg, der auch, mit Evaluationsstudien belegt, zeigt, dass Menschen mit Traumatisierungen über enorme Kompetenzen verfügen und deshalb auch keineswegs wie «Patienten» behandelt werden sollten, sondern als völlig gleichwertige, autonome Kooperationspartner mit vielen Stärken, trotz des großen Leids, denen sie ausgesetzt waren.

Was wir aber im Laufe unserer Arbeit leider auch immer wieder erleben müssen, ist, dass viele Menschen mit solch quälenden Erfahrungen entweder nie oder sehr spät überhaupt den Schritt wagen, in eine Therapie zu gehen. Dies hängt damit zusammen, dass sie befürchten, dadurch als schwer gestört oder gar als verrückt, in jedem Fall aber als nicht gleichwertig mit anderen Menschen behandelt und stigmatisiert zu werden.

Gerade wenn es um Prozesse wie Schleudertrauma und ähnliche Phänomene geht, ist dies besonders häufig zu finden, weil solche Phänomene bis heute in unserer Gesellschaft und leider auch in der Medizin einseitig als somatisches Problem ernst genommen werden. Findet sich dann kein körperlicher Befund, sind Betroffene noch immer sehr wohl gefährdet, abqualifiziert und diffamiert zu werden.

Auch hier stellt dieses Buch einen äußerst verdienstvollen Beitrag zu einer nicht nur faireren und differenzierteren, sondern auch wesentlich kompetenteren und effektiveren Umgangsweise mit Menschen mit Schleudertrauma dar. Es zeigt auf der Basis des neuesten Standes der modernen Hirnforschung, zunächst klar die psycho-physiologischen Zusammenhänge bei der Entstehung und Aufrechterhaltung solcher Traumatisierungen auf. Allein schon dies trägt in verdienstvoller Weise dazu bei, dass Schleudertrauma-Opfer endlich differenzierter und auch wertschätzender gesehen werden können. Richtig faszinierend macht diese Arbeit hier aber die Darstellung des hocheffektiven Konzepts, welches Horst Kraemer und sein Team entwickelt haben und so kompetent umsetzen. Das Konzept der Neuroimagination und von Brainjoin stellt eine hervorragend gelungene Synthese dar aus diversen erfolgreichen Interventionskonzepten im Bereich der Psychotherapie, aber auch der Beratung allgemein und darüber hinaus eine ganz eigenständige Weiterentwicklung zu einem mit Recht als außergewöhnlich und auf seine Art bisher einzigartigen und dabei in oft kurzer Zeit höchstwirksamen Modell.

Was mir dabei besonders gut gefällt, ist die Tatsache, dass mit diesem Modell endlich viele Menschen in schonender und dabei hilfreicher Weise erreicht werden können, die man mit den üblichen Psychotherapiemethoden nie erreichen würde. Denn mit den hier dargelegten Konzepten braucht niemand mehr befürchten, als «Patient» in eine Psychotherapie gehen zu müssen, wenn er/sie das vielleicht gar nicht will. Vielmehr können Menschen in ganz entspannter, völlig gleichrangiger Weise eine Beratung als zielorientierte Dienstleistung in Anspruch nehmen, so wie man andere Dienstleistungen auch in völlig autonomer Weise in Auftrag gibt und dabei klar kompetenter Kunde bleibt.

Bei dieser Dienstleistung für die Kunden werden diese in sehr achtungsvoller und dabei sehr empathischer und sensibler Weise permanent in ihren autonomen Sichtweisen und Reaktionen ernst genommen, kontinuierlich werden sie in jeden Schritt der

Kooperation einbezogen, immer mit der zentralen Orientierung auf ihre Wahlfreiheit. Gerade hier zeigt sich zum Beispiel in ästhetisch beeindruckender Weise, dass dieses Konzept die Prinzipien der modernen Bio-Kybernetik und der Forschung zum Bereich der autopoietischen lebenden Systeme konsequent beachtet, wie sie besonders Heinz von Foerster (zum Beispiel in seiner «Kybern-Ethik») und Humberto Maturana so engagiert vertreten.

Ich hatte die Gelegenheit und die Freude, selbst direkt beobachten zu können, wie die hier beschriebenen Interventionskonzepte auf Menschen, die schon völlig hoffnungslos und ausweglos chronifiziert erschienen, angewendet werden. Zunächst hat mich dabei tief beeindruckt, mit welcher Achtsamkeit und Empathie für das Leidvolle im Leben dieser Menschen und dabei gleichzeitig mit welcher Wertschätzung für ihre Autonomie und ihre Kompetenzen gearbeitet wird.

Dabei konnte ich genießen, wie in sehr kreativer Weise mit vielen sehr hilfreichen symbolischen und rituellen Interventionen der Rahmen für eine sehr effektive Kooperation unterstützt wird und die Kundinnen und Kunden dabei erfolgreich ermutigt werden, gerade für den Wiederaufbau und den Schutz ihrer gesunden Grenzen selbst wieder in kompetenter Weise zu sorgen.

In vieler Hinsicht nutzen Horst Kraemer und sein Team, auch wenn dies oft ganz unspektakulär erscheint, die vielfältigen Erkenntnisse aus der Forschung zu heilenden Ritualen und die Erkenntnisse aus der kompetenz- und lösungsfokussierenden Psychotherapie in systematischer und enorm wirksamer Weise für eine ganz gleichrangige Kundendienstleistung.

Was mich aber noch viel mehr beeindruckt hat, waren die

zunächst kaum vorstellbaren Veränderungen in kurzer Zeit in Richtung einer gesunden Wiedererstarkung und kompetenten Entwicklung zu erfolgreicher Selbstständigkeit seiner Kunden, die ich bei Horst Kraemers Arbeit mit eigenen Augen erleben konnte.

Es ist nicht nur einfach sehr schön und auch berührend, zu sehen, wie sich aus Menschen, die sich selbst wie ein hoffnungsloses Wrack fühlen und auch so beschreiben, in relativ kurzer Zeit wieder blühende und selbstbewusst und kompetent sich verhaltende Persönlichkeiten werden (ohne dass sie dabei noch einmal durch die schmerzlichen Erfahrungen in quälender Weise wieder durchgehen müssen).

Wenn man bedenkt, was damit einerseits diesen Menschen an Leid, andererseits aber auch der Gesellschaft an volkswirtschaftlichem Schaden und extremen Kosten erspart wird, dann erscheint es sogar als ethische Pflicht, dass solche schnell wirksamen, Kompetenz aktivierenden und dabei so würdigenden Konzepte, wie die hier von Horst Kraemer und Astrid Wichmann vorgestellten, eine große Verbreitung finden.

Ich wünsche diesem Buch (aber da wir als Mitglieder betroffener Gesellschaften selbst auch davon profitieren würden) den wirklich verdienten großen Erfolg.

Gunther Schmidt ist Leiter des Milton-Erickson-Instituts Heidelberg, der SysTelos-Klinik für Gesundheits- und Kompetenzentwicklung Siedelsbrunn und der Fachklinik am Hardberg, Siedelsbrunn.

Hans Schmidt, Rechtsanwalt

Seit Jahrzehnten begleite ich Menschen, die eine HWS (Halswirbelsäulen)-Distorsion erlitten haben, durch ihren neuen, schwierigen Alltag und Rechtsdschungel. Als Anwalt, der auf Reintegration spezialisiert ist, fiel mir schon vor Jahren auf, dass viele dieser Verunfallten seltsam erstarrt wirken. Ich schenkte diesem Umstand wenig Beachtung, weil ich diesen Zustand nie richtig einordnen konnte. Klar war jedoch bei allen Betroffenen im gemeinsamen Gespräch, dass sie sich alle nicht mehr flexibel auf Alltagssituationen einstellen konnten.

Vor der Lektüre des Manuskriptes zu diesem Buch stellte sich mir die Situation der Schleudertrauma-Klienten wie folgt dar: Auffallend und allen gemeinsam war, dass die Verunfallten kurz nach dem Ereignis scheinbar guten Mutes waren, eigentlich völlig normal schienen, nur mit starken Schmerzen. Erst einige Wochen und Monate nach dem Unfall entwickelten sich neue Symptome, den Betroffenen ging es immer schlechter, sie fuhren gleichsam auf einer «Rutschbahn der Verzweiflung» talwärts.

Diese Talfahrt ist symptomatisch für viele Schmerzkunden, die realisieren, dass trotz aller therapeutischen Anstrengungen der Schmerz offenbar nicht wegkurierbar ist, nicht bewältigt werden kann. Je jünger die Verletzten, umso tiefer die Bestürzung, wenn man dies als Betroffener erkennen muss. «Lebenslänglich» hieß die Schmerzdiagnose, auf die sich die wenigsten einstellen können. Der anfänglichen Wut folgt nicht selten Angst und Verzweiflung. Bei vielen ist es nur eine Frage der Zeit, bis die gleichsam durch negative Erfahrungen erlernte Hilflosigkeit von behandelnden Ärzten und Therapeuten als «Depression» etikettiert wird. Wenn dem Betroffenen dann der Arbeitsplatz gekündigt wird, die nächste Bezugsperson sein ständiges Klagen nicht mehr aushält und davonrennt, die einst sichere Existenz auch plötzlich finanziell bedroht scheint, dann ist der Cocktail zum Start in ein elendes Weiterleben gemixt.

Eine Wiedergenesung wird durch weitere Umstände erschwert: Der Unfallhergang ist bei den meisten Betroffenen ähnlich. Sie werden von hinten angefahren (Heckaufprall), geraten also unschuldig in ein berufliches und persönliches Schlamassel. Hinzu kommen in jüngster Zeit in der Schweiz diffamierende Presseartikel über so genannte «Scheininvalide». Diese ganze Simulantendiskussion und eine Verhärtung im Versicherungswesen und bei der Medizin erhöht in der Schweiz den Druck, der auf die unter Schleudertrauma leidenden Menschen ausgeübt wird.

So weit zum bisherigen Stand des Unwissens auf dem Gebiet des Schleudertraumas, in vielen Fällen blieb nur Konsternation über das mangelnde Hilfesystem und die berechtigte Verzweiflung der Betroffenen. Das vorliegende Buch ist ein Augenöffner: «Das Schleudertrauma ist keine Krankheit und man kann nicht von jemandem gesund gemacht werden», schreiben die Autoren. Es handelt sich um einen psychotraumatischen Vorgang auf biochemischer Basis, die den Memory-Effekt des Schreckens bewirkt. Das Buch bietet einen neuen Rahmen für das Verständnis, was nach Unfällen beispielsweise mit HWS-Distorsion mit Schmerzerkrankten passiert. Vor allem erklärt mir das Buch endlich die seltsame Erstarrung, die durch die neurobiologische Stressfragmentierung verursacht wird.

Mindestens ebenso wichtig wie diese neue Erkenntnis eines Memory-Effekts ist aber die Tatsache, dass die Erstarrung mit gutem Erfolg behandelbar ist. Dieses Buch macht deutlich: Ein Unfall mit Heckaufprall ist nicht nur ein Ereignis, er ist ein Erlebnis mit traumatischen Folgen. Das Heilmittel, um dieses Erlebnis zu verarbeiten, um die Erstarrung zu lösen, heisst Stressabbau mit Neuroimagination. Es geht darum, die Betroffenen zu «entopfern», sie vom Verkehrsopfer zum eigenverantwortlichen Brückenbauer in eine bessere Zukunft zu machen.

Doch die Krux dieser Behandlung des Schleudertraumas besteht darin, dass eine Früherkennung der Beeinträchtigung besonders schwierig ist. Zu Anfang fällt es den Betroffenen schwer, den Nach-Unfall-Zustand, das künftig andauernde Befinden, angemessen zu beschreiben. Zusätzlich erfolgt ein weiterer Teil der Traumatisierung erst auf dieser «Rutschbahn der Verzweiflung», ausgelöst durch die Behandelnden, durch Angehörige, Anwälte, Versicherungen und so weiter.

Hinzu kommt, dass die Symptome von Betroffenen oft nicht richtig wahrgenommen und eingeordnet werden können. Oder sie werden von den erstbehandelnden Ärzten nicht erfragt. Angststörungen bleiben so zum Beispiel oft lange unentdeckt. Das hat zur Folge, dass der Zustand chronisch zu werden droht, und dieser Umstand erschwert die Behandlung. Sehr praxisbezogen versuchen die Autoren mittels einer Checkliste zur Selbstbeurteilung der eigenen Situation einen wichtigen Beitrag zur Früherkennung zu leisten.

Besonders wertvoll am Buch ist, dass die Betroffenen nicht als Kranke angesprochen werden, sondern als Menschen, die auf ein nicht normales Ereignis eine normale Stressreaktion zeigen. Wenn wir Schleudertrauma-Verletzten mit dieser Haltung begegnen, steigen die Heilungs- und damit auch die Reintegrationschancen für die Betroffenen beträchtlich. Sehr wichtig ist auch der Hinweis der Autoren, dass eine Wiederholung des Ohnmachts- und Abhängigkeitsgefühls im Rahmen einer Behandlung unbedingt zu vermeiden sei. Wertvoll ebenfalls ist der Hinweis, dass im Rahmen von beruflichen Neuorientierungen oft die Leistungsanforderungen die nutzbaren Ressourcen übersteigen: Die Reintegrationsbemühungen werden so nicht selten zum Bumerang, der den symtomverstärkenden Stress erhöht. In Unkenntnis dieser Betrachtungsweise habe ich selbst verschiedene solche Beispiele erlebt. Nach gescheitertem Reintegrationsversuch fiel der Betroffene noch tiefer …

Die von den Autoren vorgeschlagene Behandlung braucht, darauf wird im vorliegenden Buch zu Recht großer Wert gelegt, flankierende Maßnahmen. Denn wenn Arbeitsplatz und dem Betroffenen nahe stehende Bezugspersonen weg sind, genügt Behandlung allein nicht: Gesund, allein und arbeitslos sind schlechte Voraussetzungen für einen Neustart. Es braucht deshalb Sachhilfe, die nach meiner Überzeugung möglichst aus einer Hand in Form eines Case Managers als Reintegrationsunterstützung erfolgen sollte.

Es braucht Support bei der Arbeitssuche, bei der beruflichen Neuorientierung, es braucht Hilfe bei neuen Möglichkeiten zum Aufbau von Beziehungen. Ziel ist es, die Betroffenen ganzheitlich arbeitsmarkttauglicher und beziehungsfähiger zu machen. In einer Zeit, wo Arbeitsplätze rar sind, ist das eine Sisyphusarbeit, die sich aber auch volkswirtschaftlich rechnet.

Hans Schmidt ist Rechtsanwalt in Zürich. Er ist Initiant und Mitgründer des Schweizer Schleudertraumaverbandes.

Professor Dr. Manfred Schedlowski

Menschen, die infolge eines Unfalls ein Schleudertrauma erleben, leiden oft langfristig, manchmal ein Leben lang, unter Einschränkungen der Leistungs- und Arbeitsfähigkeit und der Lebensqualität. Trotz intensiver neurologischer orthopädischer Diagnose- und Behandlungsverfahren können diese Leiden nur bei einem Teil der Patienten gelindert werden. Die negativen Auswirkungen auf die Leistungsfähigkeit und die Lebensqualität sind groß und die dadurch entstehenden Kranken- und Versicherungskosten enorm.

Aktuelle experimentelle und klinische Befunde aus dem Forschungsbereich der posttraumatischen Belastungsstörungen dokumentieren, daß intensive emotionale Belastungen, ausgelöst beispielsweise durch Naturkatastrophen, Kriegserlebnisse oder auch Unfälle, die psychischen Anpassungsressourcen von Personen überschreiten können. Durch diese traumatischen Erlebnisse werden Stresshormone freigesetzt, die über bisher ungeklärte Mechanismen das zentrale Nervensystem des Menschen erreichen und hier die Funktion unterschiedlicher Bereiche des Gehirns, wie dem Hippocampus, nachhaltig beeinflussen. Es wird vermutet, daß diese neurophysiologischen Veränderungen zum großen Teil für mit solchen Stresserlebnissen einhergehende psychische Symptome wie depressive Reaktionen verantwortlich sind. So weit die schlechte Nachricht.

Die gute Nachricht stammt auch aus wissenschaftlichen Untersuchungen, die zeigen, daß diese Funktionsbeeinträchtigungen anscheinend reversibel sind, vorausgesetzt, es wird ein intensives Verhaltenstraining mit den Betroffenen mit dem Ziel durchgeführt, diese traumatischen Erlebnisse zu bearbeiten und zu integrieren. Und genau hier setzt die von Horst Kraemer und seinem Team entwickelte Methode an. Der innovative Aspekt bei diesem Ansatz ist, daß das durch den Unfall bedingte Schleudertrauma vor dem Hintergrund einer traumatisierenden Stressbelastung definiert wird. Diese neue Sichtweise eröffnet völlig neue Behandlungsansätze für das Phänomen Schleudertrauma, die neuropsychologische Behandlungskonzepte mit Ansätzen aus dem Coachingprozess zu einem intensiven Training zur Verhaltensmodifikation verbinden.

Die bisher dokumentierten Behandlungsergebnisse sind beeindruckend; kontrollierte Behandlungsverlaufsstudien sind konzipiert und auf dem Weg und werden die Effektivität dieser neuen Behandlungsverfahren an größeren Stichproben von Schleudertrauma Betroffenen überprüfen. Bestätigen sich die Befunde in den Langzeituntersuchungen wird sich diese Trainingsmethode für die Behandlung des Schleudertraumas schnell als Standardverfahren etablieren, was den Betroffenen eine oft jahrelange Einschränkung der Arbeits- und Leistungsfähigkeit und Lebensqualität ersparen und zudem die Krankenkosten sowie kostenintensive Berentungen nachhaltig reduzieren würde.

Manfred Schedlowski ist Professor für Psychologie und Verhaltensimmunbiologie am Institut für Verhaltenswissenschaften der Eidgenössisch-Technischen Hochschule ETH Zürich.

Anhang

Wie wir zum Thema kamen

Horst Kraemer

Seit Jahren beschäftige ich mich mit dem Thema Gewalt und ihren Auswirkungen. In meinem Fokus standen dabei Vergewaltigungen, häusliche und sexuelle Gewalt, Krieg, Folter, Flucht unter Todesbedrohung (siehe auch Horst Kraemer, «Das Trauma der Gewalt», München 2003). Meine Erkenntnisse und Erfahrungen mündeten schließlich in der Entwicklung eines neuen Behandlungskonzeptes. Um diese Unterstützung einer größeren Zahl von Menschen zugänglich zu machen, biete ich interessierten Fachpersonen eine Weiterbildung zu GKT-Coaches an. Mein Hauptarbeitsfeld liegt im Coaching von Personen und Firmen. Am meisten Freude bereitet mir jedoch die Leitung von Seminaren zur Steigerung der Selbstkompetenz mit Schwerpunkt Kommunikations- und Führungskompetenz.

In einem dieser Seminare fiel mir ein Teilnehmer auf, ein junger Geschäftsführer eines mittelständischen Handwerksunternehmens, den ich vom ersten Teil des Seminars her kannte, das drei Monate zurücklag. Er war auffallend still, so ganz anders, als ich ihn in Erinnerung hatte. Er war teilweise wie weggetreten, brachte sich unpassend zum Thema ein, selbst in der Pause war er sehr zurückhaltend. Seine ganze Art erinnerte mich an das

Verhalten traumatisierter Menschen. Was nur war diesem Mann zugestossen?

Am Abend, kurz vor der Pause zu unserer Abendsequenz, meldete er sich zu Wort: Er möchte sich für den Abend und den folgenden Tag abmelden, er könne sich nicht konzentrieren und habe starke Schmerzen, die leider immer schlimmer würden. Er hätte einen Unfall gehabt und der Arzt habe ein Schleudertrauma diagnostiziert. Ich drückte ihm mein Verständnis und mein Bedauern aus und machte ihm folgendes Angebot: Ich würde gerne mit ihm meine Traumatechnik ausprobieren und herausfinden, ob die körperlichen Schmerzen mit einem Psychotrauma zusammenhingen. Ich könne ihm nichts versprechen, aber es würde ihm ganz sicher keinen Schaden zufügen.

Voller Skepsis nahm er das Angebot an und drei Tage später trafen wir uns in meiner Praxis. Der Erfolg war verblüffend und übertraf meine Erwartungen bei weitem. Schon nach dieser einen Sitzung waren alle Symptome verschwunden. Zwei Tage später wollte ich wissen, ob die Verbesserung angehalten hatte, also rief ich ihn an. Ja, es gehe ihm gut, er sei wieder voll einsatzfähig. Meine Neugier war geweckt.

Was hat es mit diesen Schmerzen und gravierenden Veränderungen auf sich? Was hat das mit dem zu tun, was ich aus der Traumaforschung kenne? Wie hängen Schleudertraumasymptome mit der neurobiologischen Stressreaktion zusammen und welche Wirkung hat das? War seine Reaktion die Ausnahme oder ließen sich Regelmäßigkeiten feststellen?

Das Thema hatte mich gepackt, doch damals hatte ich noch keine Ahnung, welche Dimensionen es annehmen sollte. Bis zu diesem Zeitpunkt waren meine Berührungspunkte mit dem

Thema Schleudertrauma eher marginal, doch ein Teilnehmer desselben Seminars konfrontierte mich erneut damit. Der Mann war eine Nachwuchsführungskraft eines großen Versicherungskonzerns und beschäftigt sich mit Statistiken im Bereich Schleudertrauma. Dabei erfuhr ich Erschreckendes. Allein in der Schweiz chronifizieren ungefähr 1600 Personen pro Jahr an den Folgen eines Schleudertraumas! Weltweit werden es wohl Hunderttausende sein, die von den Symptomen so stark in Mitleidenschaft gezogen werden, dass eine normale und beglückende Lebensführung nur sehr eingeschränkt oder überhaupt nicht mehr möglich ist. Seine Aufforderung, mein Konzept der Führungsetage der Versicherungsgesellschaft vorzustellen, lehnte ich vorerst ab. Bevor ich mich öffentlich dazu äußern konnte, wollte ich Genaueres wissen. Ich organisierte die Behandlung von weiteren neun Personen. Die zehn, zu deren Coaching ich mich schließlich entschloss, waren in den unterschiedlichsten Phasen von dem Problem betroffen, die meisten aufgrund von Autounfällen. Ein Teilnehmer hatte einen Skiunfall erlitten, der schon vier Jahre zurücklag, ein anderer hatte einen Motorradunfall gehabt und ein dritter war eine Treppe heruntergefallen. Gleichzeitig machte sich ein Mitglied meines Teams daran, alle bisherigen Studien zu sichten und den aktuellen Stand der Wissenschaft aufzuarbeiten. Erstaunlich: Von 20000 Studien über Schleudertrauma beschäftigte sich nicht eine einzige mit dem Zusammenhang zwischen den Symptomen des Schleudertraumas und den Erkenntnissen der Psychotraumaforschung.

Ein halbes Jahr später waren wir so weit. Von den 10 Fällen ging es 9 deutlich besser, die meisten vollständig geheilt, doch nach wie vor fehlte eine Langzeitbestätigung.

Astrid Wichmann

Als Physiotherapeutin und Bewegungspsychologin war ich gespannt auf Horst Kraemers Arbeit mit Neuroimagination. Man erzählte sich einiges, was ich gar nicht glauben mochte. Dann erlebte ich bei einem Seminar, wie Horst bei einer Seminarteilnehmerin, die über einen Hexenschuss klagte und sich nicht mehr richtig bewegen konnte, eine Neuroimaginationssitzung durchführte. Schon nach einer Stunde war sie deblockiert, ohne dass Horst sie auch nur angefasst hätte. Er arbeitete im Stehen und mir wurde klar, dass sich die Hauptarbeit im Kopf der Teilnehmerin abgespielt haben musste. Ich hatte den Muskeltonus der Frau überprüft, vor der Sitzung hart, danach weich. Meine Neugier war geweckt, ich wollte wissen, was sich hier abspielte, auf welcher Arbeitsgrundlage und mit welchen Methoden er arbeitete. Wenig später war eine Frau mit Schleudertrauma an der Reihe, eine Patientin, wie ich sie auch aus meiner physiotherapeutischen Praxis kenne: apathische Erscheinung, stark reduzierter Bewegungsausdruck, die sich unter anderem in einer Schonhaltung von Kopf, Nacken und Schultern zeigte, ein in sich gekehrter ausdrucksloser Blick, monotone Stimme und eine lethargische, depressive Grundstimmung.

Im Verlaufe dieses Seminars konnte ich insgesamt sechs Sitzungen mit Paula S. verfolgen. Es war eine anstrengende Geschichte, die sich aber lohnte, da sich Paulas Zustand in kleinen Schritten zu verändern begann – es kam Bewegung in ihren Körper und Ausdruck in Mimik und Gestik. Drei Monate später, als ich Paula wieder begegnete, war ich fassungslos über ihre Veränderung: eine quicklebendige, vor Energie sprühende Persönlichkeit. Für mich war jetzt klar, ich wollte begreifen, was geschehen war, und die Herausforderung annehmen, die Horst mir angeboten hatte: die konzeptionelle Umsetzung und Integration seiner Methode der Neuroimagination auf Körperebene. Wenn es gelingt, die Erfolge von Horst Kraemer nachvollziehbar zu machen und diese an andere Menschen weiterzugeben, kann dies für viele Menschen, die zurzeit in Praxen aller Art herumdümpeln, ein Ausweg werden. Wenn Physiotherapeuten die Möglichkeiten der Neuroimagination erkennen, kann dies ein wertvolles Instrument ihrer Arbeit werden. Also stieg ich in das Thema ein und machte mich auf den Weg zu einer Entdeckungsreise mit vielen neuen Möglichkeiten.

Bibliografie

Bessel A. van der Kolk: Traumatic Stress. Junfermann 2000.

Bauer, Joachim: Das Gedächnis des Körpers. Piper 2004.

Damasio, Antonio R.: Descartes` Irrtum. List 2004.

Fischer, Gottfried: Neue Wege aus dem Trauma. Walter 2003.

Fischer/Riedesser: Lehrbuch der Psychotraumatologie. UTB 2003.

Herman, Judith: Die Narben der Gewalt. Junfermann 2003.

Huber, Michaela: Trauma und die Folgen. Bd. 1. Junfernmann 2001.

Huonker-Jenny: Schleudertrauma. Das unterschätzte Risiko. Kösel 2002.

Hüther, Gerald: Die Macht der inneren Bilder. Vandenhoeck & Ruprecht 2006.

Hüther, Gerald: Biologie der Angst. Vandenhoeck & Ruprecht 1997.

Hüther, Gerald: Bedienungsanleitung für ein menschliches Gehirn. Vandenhoeck & Ruprecht 2001.

Keleman, Stanley: Verkörperte Gefühle. Kösel.

Kraemer, Horst: Das Trauma der Gewalt. Kösel 2003.

Kraemer, Horst: Coaching-Tools (Hrsg. C. Rauen) In: Manager-Seminare 2004.

Kraemer, Horst: Trauma-Bewältigung. Orell Füssli 2005.

Levine, Peter A.: Trauma-Heilung. Das Erwachen des Tigers. Synthesis 1998.

Maerker, A.: Therapie der posttraumatischen Belastungsstörung. Springer 1997.

Matsakis, Aphrodite: Wie kann ich es nur überwinden. Junfermann 2004.

Mehne/Haupter: Vom Tun und Lassen. Grundlagen der Systemischen Physiotherapie. Pflaum 2002.

Otte, Andreas: Das Halswirbelsäulen-Schleudertrauma. Springer 2001.

Rauen, Christopher: Coaching. Hogrefe Verlag 2002.

Ruppert, Franz: Verwirrte Seelen. Kösel Verlag 2002.

Reedemann, Luise: Imagination als heilsame Kraft. Klett-Cotta 2002.

Rosenberg, Lack Lee: Körper, Selbst & Seele. Ein Weg zur Integration. Junfermann 1996.

Reddemann/Sachse: Stabilisierung. Aus: PTT-Persönlichkeitsstörungen Heft 2/97. Schattauer Verlag 1997.

Reddemann/Sachse: Traumazentrierte Psychotherapie. Aus: PTT-Persönlichkeitsstörungen Heft 2/98. Schattauer Verlag 1998.

Rothschild, Babette: Der Körper erinnert sich. Die Psychophysiologie des Traumas und der Traumabehandlung. Synthesis 2002.

Satir, Virginia: Kommunikation, Selbstwert, Kongruenz. Junfermann 1994.

Schmidt/Senn (Hrsg.): Schleudertrauma – neuster Stand. 2004.

Schmidt, Gunther: Liebesaffäre zwischen Problem und Lösung. Carl Auer 2004.

Schreyögg, Astrid: Coaching. Eine Einführung für Praxis und Ausbildung. Campus 2003.

Stamm, B. Hudnall: Sekundäre Traumastörung. Junfermann 2002.

Shapiro, Francine: EMDR, Grundlagen und Praxis. Junfermann 2004.
Witterstätter/Stumpf: Soziale Beziehungen. Luchterhand 1994.
Wichmann, Astrid: Schmerzzustände als Folge von Traumatisierung. Krankengymnastik 57. Jg. Nr. 4 04/2005.
Zanger/Erb, Egli (Hrsg.): Die verunfallte Psyche. Elster Verlag 1999.

Danke

Danken wollen wir all jenen, die zum Gelingen unserer Arbeit und dieses Buches beigetragen haben. Ein besonderer Dank geht an die betroffenen Menschen, die uns Vertrauen entgegen gebracht haben und die wir bei einem wichtigen Schritt im Leben begleiten durften. Ohne sie wären weder das Buch noch die Arbeit zur Lebenswirklichkeit geworden. Die Fallgeschichten dieses Bandes sind alle wahr, sie sind anonymisiert und soweit umgeschrieben, dass keine Rückschlüsse auf die einzelnen Personen gezogen werden können.

Besonders danken wir dem IPAS- und dem Brainjoin-Team. Die Treue, der Einsatz, die vielen Anregungen und Bereicherungen haben es möglich gemacht, dass aus einer Vision eine lebendige und erfüllende Aufgabe geworden ist.

Und nicht zuletzt wollen wir all den mutigen Sachbearbeitern, Anwälten und Ärzten danken, die trotz anfänglicher Skepsis unserer neuen Methode gegenüber betroffene Menschen ermutigt haben, bei dem Projekt Brainjoin mitzumachen. Dabei möchten wir besonders erwähnen, dass Peter Birchler hier mit seiner offenen Neugier, seinem großen Sachverstand und seinem ungewöhnlichen Engagement für geschädigte Menschen ein besonderer Dank gebührt.

Zum Schluss danken wir noch unseren Angehörigen, die uns in der intensiven Entstehungsphase dieses Buches so geduldig unterstützt haben.

Horst Kraemer und Astrid Wichmann

Information für
Ärzte, Therapeuten, Anwälte, Versicherungsmitarbeiter

(Bitte herauskopieren, ausfüllen und faxen)

Brainjoin AG

Deutschland und Österreich	Schweiz
0049 [0] 4131 70 94 89	0041 [0] 71 911 57 15

Ich bestelle kostenlos:

(Anzahl)

______ Diagnose-Tabelle: Neurostressfragmentierung (NSF) feststellen

______ Selbsthilfebroschüre mit vielen Tipps für Betroffene, Angehörige und Helfer

Ich wünsche weitere Informationen:. Senden Sie mir

☐ Termin und Ausschreibung zum Tagesseminar NSF erkennen und damit umgehen

☐ Unterlagen zur Ausbildung zum GKT-Coach®

☐ Schicken Sie mir den Brainjoin-Studienbericht nach Fertigstellung zu.

Meine Adresse: ______________________________

____

____

E-Mail: ______________________________

Anfordern bei

Brainjoin AG
Säntisstr. 2
CH-9500 Wil
Tel.: 0041 (0)71 911 59 55
Fax: +41 [0] 71 911 57 15
info@brainjoin.ch
www.brainjoin.ch

Brainjoin AG
An der Münze 2
D-21335 Lüneburg
Tel.: 0049 (0) 4131 70 94 87
Fax: 0049 [0] 4131 70 94 89
info@brainjoin.de
Fr. Schlömo